GUIDA PRATICA ALL'ALIMENTAZIONE SPORTIVA

Ricette per Nutrire al Meglio il proprio Corpo e Aumentare la Performarce Sportiva. Inclusi Piani Alimentari Specifici per Sport

Noah T. Harrison

Disclaimer

Sommario

Alimentazione Sportiva

L'alimentazione rappresenta uno dei pilastri fondamentali su cui si fonda non solo il nostro benessere quotidiano ma anche le prestazioni sportive. Un corretto regime alimentare non solo nutre il corpo ma lo prepara e lo ripara dai rigori dell'attività fisica, sostenendone le prestazioni e accelerandone il recupero.   Il presente libro, nasce con l'intento di guidare atleti, amatori, principianti e chiunque sia desideroso di migliorare la propria forma fisica attraverso un percorso alimentare consapevole, efficace e bilanciato.

Il viaggio nel mondo dell'alimentazione sportiva inizia con un'immersione nelle basi fondamentali di ciò che nutre il nostro corpo: i macronutrienti e i micronutrienti. I macronutrienti - carboidrati, proteine e grassi - sono i mattoni principali della nostra alimentazione. Ognuno di essi svolge un ruolo cruciale nel fornire energia, supportare la crescita muscolare e regolare processi vitali. La comprensione di come questi nutrienti influenzano le prestazioni sportive e di come le loro proporzioni debbano essere adattate in base al tipo di attività fisica è essenziale per ottimizzare l'alimentazione in funzione degli obiettivi sportivi.

I micronutrienti, sebbene necessari in quantità minori rispetto ai macronutrienti, non sono meno importanti. Vitamine e minerali giocano un ruolo chiave nel supportare funzioni metaboliche, nella riparazione dei tessuti e nella prevenzione delle lesioni. Un'adeguata assunzione di micronutrienti è quindi fondamentale per mantenere un alto livello di performance e per garantire il benessere generale dell'atleta.

Non meno importante è il tema dell'idratazione. Mantenere il corpo ben idratato è cruciale durante l'attività fisica, non solo per sostenere le performance ma anche per prevenire rischi legati al surriscaldamento e alla disidratazione. L'acqua svolge molteplici funzioni essenziali nel nostro corpo, e comprendere come, quando e quanto idratarsi è fondamentale per ogni sportivo.

La seconda sezione del libro si addentra nelle specificità nutrizionali legate ai diversi tipi di sport. Le esigenze di un atleta di endurance, come un maratoneta, differiscono significativamente da quelle di uno sportivo che si concentra sulla forza e la potenza, come un sollevatore di pesi. Forniremo piani alimentari esemplificativi che tengono conto di queste differenze, offrendo agli atleti gli strumenti per personalizzare la loro alimentazione in funzione delle specifiche necessità della disciplina praticata. Un capitolo a parte è dedicato all'alimentazione pre-gara e post-gara, momenti cruciali in cui l'alimentazione gioca un ruolo chiave nel determinare le prestazioni e nel successivo recupero. Spuntini mirati e l'uso consapevole di integratori alimentari possono fare la differenza tra una prestazione ottimale e una sotto le aspettative.

Il libro si propone anche di sfatare miti e leggende che circondano il mondo dell'alimentazione sportiva, fornendo al lettore informazioni verificate e scientificamente fondate. L'obiettivo è educare a fare scelte alimentari consapevoli, districandosi tra mode passeggere e consigli infondati.

Non sentirti escluso nel caso tu non sia un maratoneta o un bodybuilder; questo libro è rivolto a un ampio pubblico: dagli sportivi amatoriali e principianti che desiderano migliorare le proprie prestazioni e il proprio benessere, ai genitori che vogliono supportare l'attività sportiva dei propri figli con un'alimentazione adeguata, fino agli studenti interessati a comprendere le basi di un'alimentazione bilanciata e orientata allo sport. Attraverso queste pagine, offriamo un viaggio alla scoperta di come un'alimentazione mirata possa essere il miglior alleato della tua attività sportiva, migliorando non solo le tue prestazioni ma anche il tuo benessere generale.

Vi invitiamo quindi ad immergervi in questa guida, esplorando i principi, le strategie e i consigli pratici che abbiamo raccolto per supportare ogni passo del vostro percorso sportivo con una nutrizione ottimale.

Capitolo 1: Le basi dell'alimentazione sportiva

L'essenza della performance sportiva, la resilienza del corpo umano e la qualità della vita quotidiana sono intrinsecamente legate ai principi fondamentali della nutrizione. Al centro di queste relazioni ci sono i macronutrienti - carboidrati, proteine e grassi - e i micronutrienti, come vitamine e minerali, insieme all'elemento spesso sottovalutato dell'idratazione. Questi componenti non sono meramente "cibo" ma piuttosto strumenti essenziali che, quando ottimizzati e bilanciati, hanno il potere di migliorare significativamente le prestazioni atletiche, la composizione corporea e il benessere generale.

In questo capitolo, ci imbarcheremo in un'esplorazione approfondita dei macronutrienti, scoprendo la loro essenza, il loro ruolo vitale nel corpo umano e la loro importanza nell'alimentazione sportiva. Ma il nostro viaggio non si fermerà qui. Estenderemo la nostra indagine ai micronutrienti, i cui ruoli nell'attività enzimatica, nella funzione muscolare, nella riparazione dei tessuti e nella prevenzione delle lesioni sono altrettanto critici per il mantenimento di prestazioni ottimali e per la salute generale dell'atleta.

Inoltre, affronteremo l'argomento cruciale dell'idratazione, spesso il grande alleato silenzioso della performance sportiva. Mantenere il corpo ben idratato è fondamentale non solo per le prestazioni atletiche ma anche per le funzioni vitali dell'organismo, dalla regolazione della temperatura corporea al trasporto di nutrienti e all'eliminazione delle scorie metaboliche.

L'obiettivo di questo capitolo non è solo immergersi nei dettagli tecnici, che verranno esaminati in seguito, ma offrire una panoramica globale che metta in luce l'importanza e l'impatto complessivo di questi nutrienti sulla nostra vita e sulle nostre prestazioni sportive. La chiave per massimizzare i benefici dei macronutrienti, dei micronutrienti e dell'idratazione non risiede solo nella quantità ma nel comprendere il "come", il "quando" e il "perché" del loro consumo e della loro integrazione nella dieta quotidiana.

Attraverso questo esame, si intende fornire una base di conoscenza solida e accessibile, che permetta di navigare con sicurezza nel mondo della nutrizione sportiva e di adottare scelte alimentari informate che supportino gli obiettivi di fitness e benessere a lungo termine.

Macronutrienti – Carboidrati, Proteine e Grassi

I Carboidrati

I carboidrati rappresentano una componente essenziale dell'alimentazione umana e svolgono un ruolo fondamentale nell'alimentazione sportiva. Questi nutrienti sono la principale fonte di energia per il corpo, in particolare per il cervello e il sistema nervoso, e svolgono un ruolo chiave nel sostenere l'attività fisica di qualsiasi intensità. In questo sottocapitolo, esploreremo in dettaglio la natura dei carboidrati, il loro ruolo all'interno del nostro organismo, le differenze nel fabbisogno tra uomini e donne, e le fonti alimentari migliori da privilegiare o evitare.

La Natura dei Carboidrati

Parlare di "Natura dei carboidrati" significa immergersi in un mondo di straordinaria varietà e complessità, dove ogni tipo di carboidrato svolge una funzione unica nell'alimentazione e nella fisiologia umana. Oltre alle categorie di base di zuccheri semplici e polisaccaridi, esiste una vasta gamma di strutture intermedie, ognuna con caratteristiche e impatti specifici sulla salute e sulle prestazioni fisiche.

- Gli oligosaccaridi, ad esempio, rappresentano una categoria intermedia tra gli zuccheri semplici e i polisaccaridi. Composti da brevi catene di zuccheri, gli oligosaccaridi si trovano naturalmente in alcuni alimenti come l'aglio, la cipolla e i legumi. Questi carboidrati non sono completamente digeribili dall'uomo e svolgono un ruolo importante nell'alimentazione dei batteri benefici nel nostro intestino, contribuendo così alla salute del microbiota intestinale e offrendo un effetto prebiotico benefico.
- I polisaccaridi si dividono ulteriormente in due categorie principali: amido e fibra alimentare. L'amido, presente in alimenti come patate, cereali e legumi, è una fonte di energia densa e costituisce una componente essenziale dell'alimentazione umana in tutto il mondo. Durante la digestione, l'amido viene scomposto in glucosio, fornendo energia sostentata necessaria per le attività quotidiane e l'esercizio fisico.
- La fibra alimentare, d'altra parte, pur non essendo digeribile, svolge un ruolo cruciale nella regolazione della funzione intestinale, nella gestione della glicemia e nel controllo del peso. La fibra si classifica in solubile e insolubile, con benefici specifici associati a ciascun tipo. La fibra solubile, trovata in alimenti come avena, legumi e alcune frutta, può assorbire l'acqua e trasformarsi in un gel, contribuendo a ridurre i livelli di colesterolo e a regolare i livelli di zucchero nel sangue. La fibra insolubile, presente in alimenti come cereali integrali, verdure e frutta con la buccia, aiuta a promuovere la regolarità intestinale e a prevenire la stitichezza.

Esplorare la natura complessa dei carboidrati significa anche riconoscere il loro ruolo nel contesto di una dieta equilibrata. Mentre i carboidrati raffinati e gli zuccheri semplici possono contribuire a problemi di salute come l'obesità e il diabete di tipo 2, un'adeguata assunzione di carboidrati complessi e fibra alimentare può offrire numerosi benefici per la salute, migliorando la qualità della dieta e sostenendo un migliore stato di benessere. Pertanto, scegliere carboidrati di qualità, insieme a una varietà di altri nutrienti, è fondamentale per promuovere una salute ottimale e sostenere le prestazioni fisiche.

Il Ruolo dei Carboidrati nell'Organismo

Il ruolo dei carboidrati nell'organismo va ben oltre la semplice fornitura di energia immediata; sono fondamentali per una serie di processi fisiologici che supportano la funzione cerebrale, la regolazione ormonale, la salute del sistema immunitario e il mantenimento dell'omeostasi metabolica. La comprensione di come i carboidrati influenzano questi sistemi fornisce una prospettiva più ampia sulla loro importanza nella dieta e sul perché una corretta gestione del loro apporto sia cruciale per la salute e le prestazioni fisiche.

Una volta metabolizzati, i carboidrati glucosio per l'energia e influenzano anche la regolazione della glicemia, un fattore chiave nella prevenzione delle fluttuazioni energetiche e nella gestione del senso di sazietà e dell'appetito. Un'adeguata assunzione di carboidrati aiuta a mantenere stabili i livelli di zucchero nel sangue, evitando picchi e cadute che possono portare a stanchezza, irritabilità e desiderio di alimenti ad alto contenuto zuccherino.

Inoltre, il glucosio derivato dai carboidrati è vitale per il cervello, che lo utilizza come principale fonte energetica. Il corretto apporto di carboidrati sostiene quindi la funzione cognitiva, la concentrazione e l'umore. In contesti di restrizione estrema dei carboidrati, come in alcune diete chetogeniche, il corpo può adattarsi producendo corpi chetonici per alimentare il cervello, e questo può avere effetti a lungo termine sulla salute cerebrale e sulle prestazioni cognitive.

I carboidrati influenzano anche la funzione ormonale, in particolare quella dell'insulina, l'ormone responsabile della regolazione dell'assorbimento di glucosio nelle cellule. Una gestione equilibrata dei carboidrati nella dieta può contribuire a mantenere una sensibilità insulinica ottimale, riducendo il rischio di sviluppare resistenza all'insulina, una condizione che può portare al diabete di tipo 2.

Durante l'esercizio fisico, il ruolo dei carboidrati diventa ancora più evidente. Oltre a fornire l'energia necessaria per le contrazioni muscolari sotto forma di ATP, i carboidrati sono essenziali per il recupero post-allenamento. La ricostituzione del glicogeno, sia muscolare che epatico, dopo l'esercizio fisico è cruciale per il recupero e la preparazione alla prossima sessione di allenamento. Una strategia nutrizionale che includa carboidrati immediatamente dopo l'esercizio può migliorare significativamente la velocità e l'efficienza di questo processo di ricarica, ottimizzando il recupero muscolare e riducendo la fatica.

Fabbisogno di Carboidrati

Il fabbisogno di carboidrati varia in base a numerosi fattori, tra cui l'età, il sesso, il livello di attività fisica, la tipologia di sport praticato e gli obiettivi personali. In generale, le linee guida suggeriscono che i carboidrati dovrebbero costituire circa il 45-65% dell'apporto calorico totale. Tuttavia, gli atleti e le persone fisicamente attive possono avere bisogno di quantità maggiori per sostenere le loro esigenze energetiche.

Le differenze di sesso influenzano anche il fabbisogno di carboidrati. Gli uomini, in genere, avendo una massa muscolare maggiore, possono avere un fabbisogno energetico quotidiano più elevato rispetto alle donne, il che si traduce in un bisogno maggiore di carboidrati assoluti. Tuttavia, proporzionalmente alle dimensioni corporee e al livello di attività, il fabbisogno percentuale di carboidrati tra uomini e donne non presenta differenze significative.

Fonti Alimentari di Carboidrati

Quando si parla di fonti alimentari di carboidrati, è essenziale fare distinzioni basate sulla qualità e sulla composizione dei carboidrati stessi.

La selezione delle fonti alimentari di carboidrati gioca un ruolo chiave non solo nel modulare l'energia disponibile per l'organismo, ma anche nel determinare l'impatto complessivo sulla salute a lungo termine. I carboidrati complessi, grazie alla loro struttura molecolare più elaborata, richiedono tempi di digestione maggiori rispetto agli zuccheri semplici. Questo aspetto si traduce in un rilascio più graduale di glucosio nel flusso sanguigno, favorendo una stabilità dei livelli glicemici e prevenendo i picchi di insulina che possono portare a resistenza insulinica e accumulo di grasso corporeo.

- Gli alimenti ricchi di carboidrati complessi, come cereali integrali, legumi e alcune verdure, offrono inoltre un elevato contenuto di nutrienti essenziali. La quinoa, ad esempio, non è solo una fonte di carboidrati complessi ma anche un'eccellente fonte di proteine complete, fornendo tutti gli aminoacidi essenziali necessari per la riparazione e la costruzione del tessuto muscolare. Anche l'avena è particolarmente ricca di beta-glucani, fibre solubili note per i loro benefici sul controllo del colesterolo e sulla salute cardiaca.

- I legumi, come lenticchie e fagioli, sono ricchi non solo di carboidrati complessi ma anche di fibre, proteine, vitamine del gruppo B, ferro, magnesio e altri minerali traccia. Le loro fibre solubili aiutano a modulare l'assorbimento del glucosio e a promuovere la sazietà, rendendoli un'opzione eccellente per il controllo del peso e la gestione della glicemia.

- Nel contesto della frutta, è fondamentale considerare l'indice glicemico (IG), che misura la velocità con cui gli alimenti aumentano i livelli di glucosio nel sangue. Frutti come mele, pere e bacche hanno un IG basso o medio e sono ricchi di vitamine, minerali, antiossidanti e fibre. Questi nutrienti svolgono un ruolo vitale nel proteggere le cellule dai danni ossidativi, supportare la funzione immunitaria e promuovere la salute del sistema digestivo.

- Le verdure amidacee, come patate dolci e zucca, offrono un'abbondanza di vitamina A, vitamina C, potassio e fibre alimentari. La loro naturale dolcezza e densità nutrizionale li rendono un'aggiunta preziosa a una dieta equilibrata, fornendo energia sostenuta e supportando la salute complessiva.

Al di là degli alimenti da privilegiare, è importante essere consapevoli degli effetti degli zuccheri semplici e raffinati sulla salute. Bevande zuccherate, snack confezionati e prodotti da forno raffinati, se consumati frequentemente e in grandi quantità, possono contribuire a un aumento del rischio di sviluppare obesità, diabete di tipo 2 e malattie cardiovascolari. Questi alimenti tendono a essere poveri di nutrienti essenziali e ricchi di calorie "vuote", privi di benefici reali per la salute.

La comprensione profonda di questi principi è essenziale per chiunque desideri raggiungere il massimo delle proprie capacità fisiche e mantenere uno stato di salute ottimale.

Le Proteine

Le proteine sono macromolecole complesse e fondamentali, costituite da catene di aminoacidi, che svolgono un ruolo vitale in quasi tutti i processi biologici dell'organismo. Sono gli elementi costitutivi dei muscoli, della pelle, degli enzimi e degli ormoni, e contribuiscono al funzionamento del sistema immunitario. In questo sottocapitolo, esploreremo il ruolo essenziale delle proteine, il loro fabbisogno quotidiano, le fonti alimentari ottimali e quelle meno consigliate.

Il Ruolo Cruciale delle Proteine

Le proteine, con la loro straordinaria varietà di funzioni, sono indispensabili per il sostentamento della vita a tutti i livelli biologici. Non si limitano alla costruzione e alla riparazione dei tessuti, ma svolgono ruoli chiave in quasi ogni processo fisiologico all'interno dell'organismo. Queste macromolecole complesse operano come enzimi, facilitando e accelerando le reazioni chimiche che sarebbero altrimenti troppo lente per sostenere la vita. La specificità con cui gli enzimi interagiscono con i loro substrati, guidata dalla loro unica struttura tridimensionale, è fondamentale per il corretto funzionamento metabolico, dalla digestione degli alimenti alla sintesi del DNA.

Le proteine sono anche essenziali nel trasporto di molecole e nutrienti. Ad esempio, l'emoglobina nel sangue lega l'ossigeno nei polmoni e lo distribuisce a tutte le cellule del corpo, una funzione vitale senza la quale le cellule non potrebbero produrre energia in modo efficiente. Allo stesso modo, proteine specifiche nelle membrane cellulari facilitano il passaggio di ioni e piccole molecole, mantenendo l'equilibrio elettrochimico necessario per la vita delle cellule.

Nel sistema immunitario, le proteine sotto forma di anticorpi giocano un ruolo difensivo cruciale. Questi anticorpi riconoscono gli agenti patogeni esterni, permettendo al sistema immunitario di neutralizzarli e proteggere l'organismo da infezioni. Questa capacità di distinguere tra il sé e il non-sé è alla base di una risposta immunitaria efficace e adattativa, che si affina ulteriormente con ogni esposizione a nuovi patogeni. Le proteine sono inoltre coinvolte nella regolazione e nella segnalazione all'interno delle cellule e tra di esse, fungendo da recettori che trasmettono segnali vitali per le funzioni cellulari. Questi segnali possono indurre una vasta gamma di risposte, dalla crescita e divisione cellulare alla risposta allo stress e all'apoptosi. La precisione di questi processi di segnalazione è fondamentale per il mantenimento dell'omeostasi cellulare e dell'intero organismo.

La diversità delle strutture proteiche, determinata dalla sequenza unica di aminoacidi in ogni proteina, spiega la vastità delle loro funzioni. Questa complessità strutturale consente alle proteine di interagire in modo specifico con un'ampia gamma di molecole, facilitando una miriade di processi biologici che sostengono la vita. La salute delle unghie, dei capelli e della pelle, oltre alle funzioni più invisibili ma altrettanto cruciali come la catalisi di reazioni chimiche, il trasporto di nutrienti e la difesa contro gli agenti patogeni, dipendono tutte dal corretto funzionamento delle proteine.

Fabbisogno di Proteine: Uomini vs Donne

Il fabbisogno proteico varia in base a numerosi fattori, inclusi età, sesso, livello di attività fisica e stato di salute. In linea generale, gli uomini hanno un fabbisogno proteico leggermente maggiore rispetto alle donne, a causa della loro maggiore massa muscolare e dimensione corporea. Le linee guida dietetiche raccomandano un apporto proteico di circa 0.8 grammi per chilogrammo di peso corporeo al giorno per gli adulti sedentari. Tuttavia, per chi pratica sport o attività fisiche regolari, questo valore può aumentare fino a 1.2-2.0 grammi per chilogrammo di peso corporeo al giorno, a seconda dell'intensità e del tipo di attività fisica.

Fonti Alimentari di Proteine

Le fonti di proteine possono essere divise in due categorie principali: proteine di origine animale e proteine di origine vegetale. Entrambe le fonti possono far parte di una dieta equilibrata, ma è importante considerare la qualità delle proteine, la presenza di aminoacidi essenziali e il profilo nutrizionale complessivo degli alimenti scelti.

- Proteine di Origine Animale

  Le proteine di origine animale sono considerate "complete" poiché contengono tutti gli aminoacidi essenziali di cui il corpo ha bisogno. Alimenti ricchi di proteine animali includono:

- Carne: manzo, pollo, tacchino e maiale sono fonti eccellenti di proteine, ma è preferibile scegliere tagli magri per ridurre l'assunzione di grassi saturi.
- Pesce: oltre ad essere una fonte ricca di proteine, il pesce offre acidi grassi omega-3, importanti per la salute cardiaca. Salmone, sgombro e sardine sono scelte ottimali.
- Uova: le uova sono una fonte economica e versatili di proteine di alta qualità e contengono anche vitamine e minerali essenziali.
- Latticini: latte, yogurt e formaggi sono buone fonti di proteine, calcio e vitamina D. È consigliabile optare per versioni a basso contenuto di grassi.

- Proteine di Origine Vegetale

Le proteine vegetali possono non essere sempre complete, ma combinando diverse fonti è possibile ottenere un profilo aminoacidico equilibrato. Fonti di proteine vegetali includono:

- Legumi: fagioli, lenticchie e ceci sono ricchi di proteine e fibre, contribuendo alla sazietà e alla salute digestiva.
- Cereali integrali: quinoa, farro e amaranto sono tra i pochi cereali che offrono un profilo completo di aminoacidi essenziali.
- Noci e semi: mandorle, semi di chia e semi di canapa sono non solo ricchi di proteine ma anche di acidi grassi essenziali e fibre.

Alimenti da Limitare

Sebbene le carni lavorate come salumi, salsicce e bacon siano fonti proteiche, il loro elevato contenuto di sodio, grassi saturi e additivi ne consiglia un consumo limitato. Allo stesso modo, alcuni prodotti proteici processati, come barrette proteiche ad alto contenuto di zuccheri aggiunti e conservanti, dovrebbero essere consumati con moderazione.

In definitiva, le proteine incarnano la sinfonia della vita, dirigendo e armonizzando i processi che definiscono la nostra esistenza, e una comprensione profonda del loro ruolo e un'attenta gestione del loro apporto nella dieta possono elevare il benessere e la performance umana a nuove vette

I Grassi

I grassi, o lipidi, sono una delle tre principali classi di macronutrienti essenziali per l'organismo umano e svolgono molteplici ruoli fondamentali che vanno ben oltre la mera funzione di riserva energetica. Nella nutrizione, i grassi sono spesso oggetto di controversie e fraintendimenti, ma una comprensione approfondita del loro ruolo biologico, del fabbisogno individuale e delle fonti alimentari può aiutare a valorizzare il loro posto in una dieta equilibrata e salutare.

Il Ruolo Cruciale dei Grassi

I grassi, spesso etichettati in modo riduttivo come semplici depositi energetici o causa di preoccupazioni dietetiche, rivestono in realtà ruoli fondamentali e complessi nell'organismo che sono essenziali per il mantenimento della salute e il corretto funzionamento biologico.

- Riserva Energetica estesa: La funzione dei grassi come riserva energetica è particolarmente notevole per la sua efficienza e capacità di sostentamento. Con 9 kcal per grammo, i lipidi superano significativamente carboidrati e proteine nella densità energetica, rendendoli una fonte vitale di energia a lungo termine. Questa caratteristica è fondamentale non solo per le attività fisiche prolungate, dove i grassi forniscono energia una volta esaurite le riserve di glicogeno, ma anche per il sostentamento nei periodi di scarsa disponibilità alimentare, dove i grassi immagazzinati nel tessuto adiposo possono essere metabolizzati per soddisfare le esigenze energetiche dell'organismo.

- Componenti Strutturali Vitali: I fosfolipidi, una specifica categoria di lipidi, giocano un ruolo insostituibile nella composizione delle membrane cellulari. Contribuiscono non solo alla struttura bilayer di queste membrane, ma anche alla loro fluidità, essenziale per il corretto funzionamento delle cellule. La fluidità della membrana influisce sulla fusione cellulare, sul rilascio di vescicole, sull'ingresso e l'uscita di sostanze e sulla comunicazione intercellulare, rendendo i fosfolipidi componenti non sostituibili nel tessuto cellulare.

- Assorbimento Vitale delle Vitamine: L'assorbimento delle vitamine liposolubili (A, D, E e K) è un altro ruolo cruciale dei grassi nella dieta. Queste vitamine sono essenziali per una serie di funzioni biologiche, dall'integrità della visione e della pelle (vitamina A), alla regolazione del calcio e alla salute delle ossa (vitamina D), alla protezione antiossidante (vitamina E), e alla coagulazione del sangue (vitamina K). Senza un adeguato apporto di grassi, l'organismo non sarebbe in grado di assorbire queste vitamine in modo efficiente, portando a carenze nutrizionali e compromissione delle funzioni corporee correlate.

- Protezione e Isolamento Fisico: Il tessuto adiposo svolge un ruolo di protezione fisica, ammortizzando gli organi vitali da urti e traumi. Inoltre, funge da strato isolante, aiutando a mantenere la temperatura corporea stabile in risposta alle fluttuazioni ambientali. Questo aspetto è particolarmente rilevante in condizioni di freddo, dove il grasso agisce come un isolante termico, riducendo la perdita di calore e contribuendo alla sopravvivenza in ambienti freddi.

- Precursori Ormonali Essenziali: Infine, il ruolo dei grassi come precursori degli ormoni steroidei è di fondamentale importanza. Questi ormoni, che includono gli ormoni sessuali come estrogeni e androgeni, nonché corticosteroidi coinvolti nella risposta allo stress e nella regolazione del metabolismo, sono derivati dal colesterolo, un lipide. La disponibilità di grassi adeguati nella dieta è quindi essenziale per la sintesi ormonale, influenzando la riproduzione, la crescita, il metabolismo e la risposta immunitaria.

Fabbisogno di Grassi

Il fabbisogno di grassi varia in base a età, sesso, livello di attività e stato di salute. Le linee guida generali suggeriscono che i grassi dovrebbero costituire circa il 20-35% dell'apporto calorico totale. Tuttavia, è la qualità e il tipo di grasso consumato che è di maggiore importanza rispetto alla quantità esatta.

Non esistono differenze significative tra il fabbisogno di grassi per uomini e donne, ma le donne possono trarre benefici particolari dagli acidi grassi omega-3, che sono stati associati alla riduzione dei sintomi della sindrome premestruale e al sostegno durante la gravidanza per lo sviluppo neurologico del feto.

Fonti Alimentari di Grassi

I grassi alimentari possono essere suddivisi in saturi, monoinsaturi, polinsaturi (che includono gli omega-3 e omega-6) e trans. La scelta di fonti di grassi salutari e la limitazione di quelle dannose è cruciale per la salute.

Grassi da Privilegiare

Monoinsaturi: Presenti nell'olio d'oliva, avocado e nella maggior parte delle noci, contribuiscono alla salute cardiovascolare riducendo il colesterolo LDL ("cattivo") senza abbassare il colesterolo HDL ("buono").

- Polinsaturi: Gli omega-3, trovati nel pesce grasso come salmone, sgombro e sardine, così come in semi di lino e noci, sono noti per i loro benefici anti-infiammatori e per la salute del cuore.
- Saturi: Sebbene debbano essere consumati con moderazione, i grassi saturi presenti in alimenti come latticini integrali e carni rosse non dovrebbero essere completamente esclusi, a patto che siano parte di una dieta equilibrata e variata.

Grassi da Limitare

- Trans: Presenti in molti alimenti industriali, snack confezionati, pasticceria industriale e margarine, i grassi trans sono stati associati a un aumento del rischio di malattie cardiovascolari e dovrebbero essere evitati il più possibile.

Alimenti Ideali

Incorporare una varietà di fonti di grassi sani può arricchire la dieta e sostenere la salute globale.

- L'olio extravergine di oliva può essere usato per condire insalate e verdure

- Noci e semi possono essere integrati come snack nutrienti o come parte di pasti equilibrati.
- Il consumo regolare di pesce grasso fornisce acidi grassi omega-3 essenziali
- Le uova e i latticini integrali possono offrire sia proteine di alta qualità che grassi benefici in un contesto di dieta controllata e varia.

Alimenti da Evitare

Gli alimenti ricchi di grassi trans e saturi industriali, come snack confezionati, pasticceria industriale, fast food e prodotti a lunga conservazione, dovrebbero essere consumati con cautela. L'attenzione dovrebbe essere rivolta alla lettura delle etichette alimentari per identificare e limitare la presenza di oli parzialmente idrogenati, una fonte comune di grassi trans.

Micronutrienti (Vitamine e Minerali)

Nell'affascinante viaggio verso una corretta nutrizione sportiva, l'attenzione si focalizza spesso sui macronutrienti per la loro immediata correlazione con l'energia e la forza. Tuttavia, l'armamentario nutrizionale di un atleta non si completa senza un gruppo di eroi silenziosi ma fondamentali: i Micronutrienti.

Questi elementi, all'interno della dieta, influenzano non solo la performance sportiva ma anche la capacità del corpo di ripararsi, rigenerarsi e mantenere un equilibrio ottimale tra salute e attività fisica.

I micronutrienti, comprendendo vitamine e minerali, sono le tessere che compongono il mosaico della salute atletica. Le loro funzioni sono tanto variegate quanto essenziali: dal supporto al sistema immunitario alla sintesi del collagene, dalla salute ossea alla funzione muscolare, dall'ossigenazione dei tessuti alla conversione del cibo in energia utilizzabile. Una carenza, anche marginale, in uno di questi elementi può tradursi in una performance sotto le aspettative, un aumento della suscettibilità agli infortuni e una convalescenza più lenta.

L'assorbimento, il metabolismo e la funzione di un micronutriente possono essere influenzati dalla presenza o dall'assenza di un altro. Ad esempio, il ferro e la vitamina C lavorano in coppia per ottimizzare il trasporto dell'ossigeno, mentre un equilibrio tra calcio, vitamina D e magnesio è cruciale per la salute ossea e la funzione muscolare.

Tuttavia, l'importanza dei micronutrienti va oltre la mera prevenzione delle carenze. La loro assunzione ottimale, personalizzata in base all'età, al sesso, al tipo di attività fisica e agli obiettivi individuali, può elevare le prestazioni sportive a nuovi livelli.

La strategia alimentare per garantire un'adeguata assunzione di micronutrienti si fonda sulla varietà e sulla qualità della dieta. Un ampio spettro di alimenti integrali, ricchi di colori e nutrienti, costituisce la base ideale: frutta e verdura fresca, cereali integrali, legumi, noci, semi, carni magre e pesci sono tesori di vitamine e minerali essenziali. In alcuni casi, in base alle specifiche esigenze dell'atleta o alle particolari fasi dell'allenamento, può essere opportuno integrare la dieta con supplementi, sempre sotto la guida esperta di un professionista della nutrizione.

Le Vitamine

Le vitamine sono composti organici essenziali che il corpo umano necessita in piccole quantità per svolgere una moltitudine di funzioni vitali. Anche se richieste in quantità minime, la loro assenza dalla dieta può portare a significative disfunzioni metaboliche e compromettere la salute generale e le prestazioni sportive. Nell'ambito sportivo, le vitamine assumono un ruolo di primo piano nel supportare non solo il metabolismo energetico e la sintesi proteica, ma anche nella protezione contro il danno ossidativo, nel miglioramento della funzione immunitaria e nella promozione del recupero muscolare. In questo sottocapitolo, esploreremo il ruolo e l'importanza specifica di ciascuna vitamina nella dieta di un atleta, evidenziando come la loro ottimale assunzione possa essere decisiva per migliorare la performance sportiva.

Vitamine Liposolubili

Le vitamine liposolubili includono le vitamine A, D, E e K, immagazzinate nel corpo e assorbite insieme ai grassi della dieta. La loro presenza è cruciale per una vasta gamma di funzioni biologiche.

- Vitamina A: Essenziale per la salute degli occhi, gioca anche un ruolo chiave nella crescita e riparazione dei tessuti, nella funzione immunitaria e nella risposta infiammatoria. Per gli atleti, ciò si traduce in una migliore visione durante le competizioni, in una più rapida guarigione dalle lesioni e in una maggiore resistenza alle infezioni.
- Vitamina D: Spesso definita la "vitamina del sole", è fondamentale per l'assorbimento del calcio e per la salute ossea. La sua importanza per gli atleti si estende alla funzione muscolare, alla riduzione del rischio di fratture e alla prevenzione di malattie croniche come l'osteoporosi. Recentemente, la ricerca ha anche evidenziato il suo ruolo nel miglioramento della forza muscolare e della performance.
- Vitamina E: Potente antiossidante, la vitamina E protegge le membrane cellulari dal danno causato dai radicali liberi, prodotti in quantità maggiori durante l'esercizio fisico intenso. Questo significa una riduzione dello stress ossidativo, un recupero muscolare più veloce e una minore incidenza di danni ai tessuti.
- Vitamina K: Essenziale per la coagulazione del sangue e per la salute delle ossa, la vitamina K è importante per gli atleti anche per la sua capacità di regolare i livelli di calcio e supportare la riparazione e la crescita dei tessuti.

Vitamine Idrosolubili

Le vitamine idrosolubili, che includono la vitamina C e il complesso di vitamine B, sono assorbite direttamente nei fluidi corporei e, a differenza delle vitamine liposolubili, devono essere assunte regolarmente poiché l'eccesso viene espulso con l'urina.

- Vitamina C: Nota per il suo ruolo nel rafforzamento del sistema immunitario, è anche un potente antiossidante che aiuta nella prevenzione dei danni causati dai radicali liberi, nella sintesi del collagene per la riparazione dei tessuti e nel metabolismo dell'energia.

- Vitamine B: Il complesso delle vitamine B, che include B1 (tiamina), B2 (riboflavina), B3 (niacina), B5 (acido pantotenico), B6 (piridossina), B7 (biotina), B9 (acido folico) e B12 (cobalamina), è vitale per convertire i carboidrati, le proteine e i grassi in energia. Queste vitamine supportano anche la produzione di energia a livello cellulare, la formazione dei globuli rossi e la sintesi dei nuovi tessuti. Specificamente, la vitamina B12 è essenziale per la prevenzione dell'anemia, una condizione che può ridurre significativamente la capacità di un atleta di esibirsi ai massimi livelli.

Ruolo nelle Performance Sportive

L'ottimale assunzione di vitamine è fondamentale per mantenere l'efficienza dei processi metabolici che supportano l'attività fisica. Per esempio, durante l'esercizio prolungato o ad alta intensità, il fabbisogno di vitamine antiossidanti come la C e la E aumenta per contrastare lo stress ossidativo. Allo stesso modo, le vitamine del gruppo B sono essenziali per metabolizzare i macronutrienti in energia durante l'attività fisica, mentre la vitamina D e la K sono cruciali per mantenere la struttura e la funzione scheletriche, prevenendo infortuni e migliorando la performance.

Come abbiamo evidenziato, quindi, l'importanza delle vitamine nell'alimentazione sportiva trascende la mera prevenzione delle carenze. La loro assunzione adeguata e bilanciata, parte di una dieta varia ed equilibrata, può ottimizzare le prestazioni sportive, migliorare il recupero e contribuire a una lunga carriera atletica libera da infortuni. Gli atleti, quindi, devono prestare particolare attenzione non solo a ciò che mangiano ma anche alla qualità e varietà della loro dieta, per garantire un'adeguata assunzione di tutte le vitamine essenziali per supportare il loro stile di vita attivo e le loro ambizioni sportive.

I Minerali

I minerali, al pari delle vitamine, sono componenti fondamentali dell'alimentazione che svolgono un ruolo cruciale nella salute generale e nelle performance sportive. Questi elementi inorganici sono coinvolti in una vasta gamma di funzioni biologiche, dalla formazione di ossa e denti alla regolazione dei processi metabolici e alla trasmissione degli impulsi nervosi. Per gli atleti, un adeguato apporto di minerali è vitale per ottimizzare la funzione muscolare, mantenere l'equilibrio idroelettrolitico, facilitare il recupero dopo l'esercizio e prevenire infortuni. In questo sottocapitolo, esploreremo il ruolo e l'importanza dei principali minerali nell'alimentazione sportiva, evidenziando come la loro corretta assunzione possa essere determinante nel migliorare la performance atletica.

Calcio

Il calcio è noto per il suo ruolo fondamentale nella formazione e nel mantenimento della salute delle ossa, ma la sua importanza si estende ben oltre. Questo minerale è essenziale anche per la contrazione muscolare, la conduzione nervosa e la coagulazione del sangue. Per gli atleti, un adeguato apporto di calcio è cruciale per prevenire fratture da stress e per ottimizzare la funzione muscolare. Sport che implicano movimenti ad alto impatto o quelli che promuovono una maggiore densità ossea richiedono particolare attenzione all'assunzione di calcio.

Magnesio

Il magnesio svolge un ruolo centrale in oltre 300 reazioni enzimatiche, inclusi il metabolismo dell'energia, la sintesi proteica e la regolazione del tono muscolare e della funzione nervosa. Un'adeguata assunzione di magnesio può aiutare a prevenire crampi muscolari, un problema comune tra gli atleti, e può migliorare la qualità del sonno, fondamentale per il recupero. Inoltre, il magnesio è coinvolto nella sintesi dell'ATP, la principale molecola energetica utilizzata durante l'esercizio fisico.

Ferro

Il ferro è un componente cruciale dell'emoglobina, la proteina nei globuli rossi che trasporta l'ossigeno dai polmoni ai tessuti, inclusi i muscoli. Un'adeguata assunzione di ferro è fondamentale per mantenere un buon livello di energia, per la performance aerobica e per prevenire l'anemia, una condizione che può ridurre significativamente la capacità di un atleta di esibirsi ai massimi livelli. Gli atleti, soprattutto le donne e coloro che seguono una dieta vegetariana o vegana, devono monitorare attentamente il loro apporto di ferro.

Zinco

Lo zinco è coinvolto in numerosi aspetti della funzione cellulare, inclusa la replicazione del DNA, la sintesi proteica, la guarigione delle ferite e l'immunità. Un adeguato apporto di zinco è essenziale per il recupero e la riparazione muscolare dopo l'esercizio, oltre a sostenere un sistema immunitario sano, riducendo così il rischio di malattie che possono interrompere l'allenamento e la competizione.

Sodio e Potassio

Il sodio e il potassio sono elettroliti chiave coinvolti nella regolazione del bilancio idrico e nella funzione muscolare e nervosa. Durante l'esercizio prolungato, in particolare in condizioni di caldo umido, gli atleti possono perdere significative quantità di questi minerali attraverso il sudore. Una corretta reintegrazione di sodio e potassio è fondamentale per prevenire disidratazione, crampi muscolari e affaticamento, garantendo la continuità e l'efficacia dell'attività sportiva.

Rame, Manganese e Selenio

Anche se necessari in quantità minori rispetto ad altri minerali, rame, manganese e selenio svolgono ruoli importanti nella protezione dai danni ossidativi e nel supporto della funzione immunitaria. Il rame è coinvolto nella formazione dei globuli rossi e nel mantenimento dei tessuti connettivi, mentre il manganese è essenziale per il metabolismo dei carboidrati e delle proteine. Il selenio, un potente antiossidante, aiuta a proteggere le cellule dai danni e sostiene la funzione tiroidea, importante per la regolazione del metabolismo.

Importanza Generale e Specifica nella Performance Sportiva

L'equilibrio e l'adeguata assunzione di minerali sono fondamentali per ottimizzare la performance sportiva, svolgendo un ruolo critico non solo nel supporto delle funzioni metaboliche di base ma anche nella regolazione dell'equilibrio idrico, nella contrazione muscolare, nella trasmissione degli impulsi nervosi e nella protezione contro il danno ossidativo. Per massimizzare le loro prestazioni e supportare una salute ottimale, gli atleti devono puntare su una dieta equilibrata e variegata, arricchita di frutta, verdura, cereali integrali, carni magre e latticini, che possa fornire un'ampia gamma di minerali essenziali.

In aggiunta, il timing e il contesto del consumo di minerali, specialmente gli elettroliti come il sodio e il potassio, rivestono un'importanza particolare, soprattutto durante e dopo sessioni di allenamento intense o prolungate, per mitigare rischi quali la disidratazione e i crampi muscolari. È anche cruciale per gli atleti comprendere le interazioni tra minerali e altri nutrienti, che possono influenzare l'assorbimento e l'utilizzo di questi importanti componenti. Per esempio, la presenza di vitamina C può favorire l'assorbimento del ferro, mentre un apporto eccessivo di calcio potrebbe ostacolare quello di minerali come ferro e zinco.

La supplementazione di minerali può essere contemplata qualora la dieta non sia sufficiente a soddisfare il fabbisogno individuale, ma deve essere sempre approcciata con cautela e sotto la guida di un professionista della nutrizione, per evitare squilibri che potrebbero rivelarsi controproducenti. Una strategia alimentare ben pianificata, che consideri la qualità, la quantità, il timing e le sinergie nutrizionali, è la chiave per ottimizzare le prestazioni sportive e mantenere una salute eccellente.

Idratazione: Importante durante l'attività fisica

L'importanza dell'idratazione nel contesto sportivo non può essere sottolineata abbastanza. L'acqua non è solo il componente principale del corpo umano ma svolge anche un ruolo vitale in quasi tutte le funzioni biologiche, inclusa la regolazione della temperatura corporea, il trasporto dei nutrienti e l'eliminazione delle scorie metaboliche. Durante l'attività fisica, l'importanza dell'idratazione diventa ancora più critica, poiché la perdita di liquidi attraverso il sudore può compromettere seriamente le prestazioni sportive e, in situazioni estreme, portare a condizioni pericolose per la vita come il colpo di calore.

Strategie per Mantenere l'Idratazione

Mantenere il corpo adeguatamente idratato durante l'esercizio fisico richiede una strategia proattiva che inizia ben prima dell'inizio dell'attività stessa e continua dopo il suo termine. Un adeguato stato di idratazione si raggiunge non solo bevendo acqua durante l'esercizio ma anche assicurandosi di iniziare l'attività in uno stato idratato e reintegrando i fluidi persi nel periodo di recupero, assumendo frutta e verdura, o alimenti ricchi di acqua.

1. Prima dell'Allenamento: L'idratazione inizia diverse ore prima di iniziare l'esercizio fisico. Consumare regolarmente piccole quantità di acqua nel corso della giornata è più efficace rispetto al bere grandi volumi in una sola volta, che potrebbe semplicemente passare attraverso il corpo. Una buona regola empirica è

quella di osservare il colore dell'urina: se è di un giallo chiaro, questo è generalmente un buon indicatore di idratazione adeguata.

2. Durante l'Allenamento: La quantità di liquidi necessaria dipende da molti fattori, inclusi l'intensità e la durata dell'esercizio, le condizioni ambientali e le caratteristiche individuali come il tasso di sudorazione. In genere, si raccomanda di bere circa 7-10 once (circa 200-300 ml) di acqua ogni 10-20 minuti di attività fisica. Tuttavia, per gli allenamenti prolungati o in condizioni di caldo estremo, potrebbe essere necessario integrare l'acqua con bevande sportive che contengono elettroliti per aiutare a sostituire i sali persi con il sudore e mantenere l'equilibrio elettrolitico.

3. Dopo l'Allenamento: Il recupero dell'idratazione post-allenamento è cruciale. Una strategia efficace è quella di pesarsi prima e dopo l'esercizio per stimare la perdita di liquidi e consumare circa 500-700 ml di liquidi per ogni mezzo chilo di peso corporeo perso durante l'attività. Altrimenti, semplicemente basterà riempire la propria borraccia (indicativamente da 1 litro) e cercare di terminarla tutta entro la fine della serata, se ci si allena il pomeriggio.

Consigli per Incrementare l'Assunzione di Acqua

Alcune persone possono trovare difficile consumare una quantità adeguata di acqua ogni giorno. Se anche voi vi rispecchiate in questo, qui di seguito troverete alcuni suggerimenti per riuscire finalmente ad aumentare l'assunzione di liquidi senza troppe difficoltà:

- Impostare promemoria: Usare un'app per ricordarsi di bere o impostare allarmi regolari può aiutare a mantenere l'idratazione durante il giorno.

- Aromatizzare l'acqua: Aggiungere fette di frutta fresca, come limone, lime, arancia o cetriolo, può migliorare il sapore dell'acqua, rendendola più invitante. In commercio esistono anche insaporitori naturali per l'acqua, in modo da avere il giusto compromesso tra gusto e salute

- Utilizzare una bottiglia d'acqua riutilizzabile: Scegliere una bottiglia attraente e portarla sempre con sé può incoraggiare a bere di più. Averla sempre davanti agli occhi vi aiuterà nella vostra missione.

Atteggiamenti Errati nell'idratazione

Un comune errore nell'idratazione durante l'allenamento è quello di attendere di avere sete prima di bere. La sete, infatti, è un segnale ritardato di disidratazione; quando si avverte la sete, si potrebbe già essere in uno stato di lieve disidratazione. Un altro atteggiamento errato è affidarsi esclusivamente a bevande zuccherate o energetiche, che possono contenere elevate quantità di zuccheri e altre sostanze che potrebbero non essere necessarie o addirittura controproducenti, a seconda della durata e dell'intensità dell'esercizio.

Inoltre, è essenziale evitare l'iperidratazione o iponatriemia, una condizione causata dal consumo eccessivo di acqua che diluisce la concentrazione di sodio nel sangue, potenzialmente pericolosa. È importante bilanciare l'assunzione di liquidi con la perdita effettiva di fluidi attraverso il sudore e regolare il consumo in base alle condizioni individuali e ambientali. Ciò che devi tenere a mente è che un'adeguata idratazione è un pilastro fondamentale per ottenere il massimo dalle proprie prestazioni sportive e per il recupero. Capire le proprie esigenze idriche e adottare una strategia proattiva nell'idratazione può fare una grande differenza nelle capacità atletiche e nel benessere generale.

Capitolo 2 - Alimentazione per specifici sport

L'alimentazione riveste un ruolo determinante nel mondo dello sport, dove le prestazioni fisiche si spingono spesso oltre i limiti dell'ordinario. Il secondo capitolo che andremo ad affrontare in questo libro, è dedicato all'"Alimentazione rivolta a specifici sport", e si propone di esplorare la profonda interconnessione tra la nutrizione e le esigenze peculiari di varie discipline sportive. In un panorama così ampio e diversificato, comprendere come adattare l'alimentazione alle specificità di ciascuno sport emerge come una chiave fondamentale per il successo e il benessere degli atleti.

Nella ricerca dell'eccellenza sportiva, la nutrizione assume un ruolo cruciale, agendo da catalizzatore delle capacità fisiche e mentali dell'atleta. Nonostante esistano principi generali di nutrizione sportiva validi per tutti, è l'approfondimento e la personalizzazione di queste linee guida in relazione alle caratteristiche di ogni sport a fare la differenza. Dall'endurance alla forza, dallo sprint alla precisione, ogni attività sportiva sollecita l'organismo in modo unico, imponendo richieste nutrizionali specifiche per ottimizzare le prestazioni e favorire il recupero. Avrete presto rivelato il complesso mosaico delle esigenze nutrizionali legate a ciascuna disciplina sportiva, offrendo spunti su come modulare l'apporto di macronutrienti, la gestione dell'idratazione e l'integrazione di micronutrienti in funzione delle specificità di ogni attività. Attraverso l'analisi delle caratteristiche metaboliche e fisiologiche di diversi sport, si delineeranno strategie alimentari capaci di supportare al meglio l'atleta nell'arco di tutta la sua performance, dalla preparazione al recupero post-sforzo. L'intento è quello di fornire un quadro chiaro e dettagliato, arricchito da piani alimentari esemplificativi, che possano servire da guida per atleti, allenatori e professionisti della nutrizione nello sviluppo di regimi alimentari personalizzati. Questi piani non sono intesi come prescrizioni rigide, ma come modelli flessibili e adattabili alle singole esigenze e obiettivi, tenendo sempre in considerazione le variabili individuali quali età, sesso, condizioni di salute e preferenze personali.

Oltre agli aspetti puramente fisici, si esplorerà anche l'impatto della nutrizione sull'aspetto psicologico e cognitivo dell'atleta, evidenziando come una corretta alimentazione possa favorire la concentrazione, la gestione dello stress e la resilienza mentale, aspetti fondamentali in contesti competitivi di alto livello.

La scienza della nutrizione sportiva è in continua evoluzione, e questo capitolo si impegna a riflettere gli ultimi progressi e le evidenze più aggiornate, senza tuttavia trascurare l'importanza della tradizione e dell'esperienza pratica nel campo sportivo. Si darà voce a casi studio, testimonianze di atleti e analisi di tendenze emergenti, con l'obiettivo di offrire una visione a 360 gradi sull'alimentazione per specifici sport, che sia al contempo informativa, ispiratrice e praticamente applicabile.

A ogni disciplina sportiva la sua esigenza

La nutrizione sportiva è una scienza complessa che si adatta e si modella intorno alle necessità uniche di ogni disciplina sportiva. Ogni sport, infatti, mette in campo una serie di sfide specifiche non solo a livello fisico ma anche psicologico ed emotivo, richiedendo un approccio nutrizionale su misura che possa supportare l'atleta in ogni aspetto della sua performance. In questo sottocapitolo, esploreremo le esigenze nutrizionali di diverse discipline sportive, quali l'endurance, la forza, il bodybuilding e la calisthenics, mettendo in luce come l'alimentazione si intrecci profondamente con ogni sfaccettatura dell'esperienza atletica.

Endurance

L'approccio nutrizionale negli sport di endurance non si limita alla semplice alimentazione pre e post-allenamento, ma abbraccia un piano alimentare continuativo che mira a ottimizzare le performance durante l'intero ciclo di preparazione e competizione. La gestione dell'apporto calorico, il timing dei pasti e l'equilibrio tra i vari nutrienti sono tutti aspetti che richiedono un'attenta pianificazione e personalizzazione in base alle caratteristiche individuali dell'atleta e alle specifiche esigenze dell'evento sportivo in questione.

La periodizzazione dell'apporto di carboidrati, ad esempio, è una strategia che prevede la variazione dell'assunzione di questi nutrienti in funzione delle fasi dell'allenamento, aumentandola nei periodi di maggior carico di lavoro e riducendola nelle fasi di recupero o tapering. Questo approccio non solo garantisce la disponibilità energetica necessaria per le sessioni di allenamento più impegnative ma contribuisce anche a prevenire l'affaticamento e a ottimizzare il recupero. L'importanza delle proteine, pur non essendo così immediatamente evidente come per gli sport di forza, non va trascurata nemmeno negli sport di endurance. Le proteine svolgono un ruolo chiave nel riparare i danni muscolari subiti durante l'esercizio prolungato e nell'incrementare la capacità di resistenza alle sollecitazioni ripetute. Integrare proteine di alta qualità, distribuite equamente nei pasti nel corso della giornata, aiuta a sostenere il processo di riparazione e rafforzamento del tessuto muscolare.

Gli acidi grassi Omega-3 meritano una menzione speciale per il loro effetto anti-infiammatorio e per la capacità di migliorare la fluidità delle membrane cellulari, potenzialmente favorendo un miglior trasporto dell'ossigeno e dei nutrienti nei muscoli durante l'attività fisica. Integrare la dieta con fonti di Omega-3, come il pesce grasso, i semi di lino o gli integratori, può quindi supportare le funzioni cardiovascolari e muscolari, elementi cruciali negli sport di endurance.

Dal punto di vista psicologico, la gestione dello stress e il mantenimento di una buona salute mentale sono aspetti che possono essere significativamente influenzati dalla nutrizione. Alimenti ricchi di triptofano, un aminoacido precursore della serotonina, noto come l'ormone del buonumore, possono contribuire a migliorare l'umore e la resilienza allo stress. Allo stesso modo, un adeguato apporto di antiossidanti, vitamine e minerali, ottenuto attraverso un'alimentazione ricca di frutta e verdura, è fondamentale per contrastare lo stress ossidativo e promuovere il benessere psicofisico. Infine, la capacità di gestire l'alimentazione durante la competizione stessa è un aspetto che può fare la differenza negli sport di endurance. L'assunzione di carboidrati sotto forma di gel, barrette o bevande sportive, insieme a una corretta idratazione, permette di mantenere costanti i livelli energetici e di prevenire cali di prestazione dovuti alla fatica o alla disidratazione. La scelta dei prodotti più adatti e la loro sperimentazione durante gli allenamenti è essenziale per garantire che la strategia nutrizionale adottata il giorno della gara sia efficace e ben tollerata.

Gli sport di endurance impongono sfide complesse che richiedono un approccio nutrizionale altrettanto sofisticato e personalizzato. La sinergia tra alimentazione, allenamento e riposo è la chiave per sbloccare il pieno potenziale atletico e raggiungere obiettivi che possono sembrare irraggiungibili, testimoniando come una corretta nutrizione sia un pilastro fondamentale non solo per la performance fisica ma anche per la resilienza psicologica ed emotiva dell'atleta.

Forza

Nei contesti sportivi dove la forza è il principale parametro di prestazione, l'equilibrio nutrizionale diventa un fattore strategico che va ben oltre la semplice alimentazione. Le esigenze metaboliche degli atleti che praticano discipline come il powerlifting, il bodybuilding o il lancio del giavellotto, richiedono un approccio olistico che consideri non solo i macronutrienti ma anche l'apporto di vitamine, minerali, idratazione e timing dei pasti.

La sincronizzazione dei nutrienti, in particolare, assume un ruolo critico. Il consumo di proteine e carboidrati immediatamente dopo l'allenamento, ad esempio, sfrutta la finestra anabolica per massimizzare il recupero muscolare e la ricostituzione delle scorte energetiche. Questo non solo facilita la riparazione dei tessuti danneggiati dall'esercizio fisico ma prepara anche il corpo per le future sessioni di allenamento, ottimizzando la performance a lungo termine. Inoltre, l'apporto di grassi, specialmente quelli insaturi come gli Omega-3, oltre a sostenere la funzionalità cerebrale, contribuisce alla produzione di ormoni anabolici come il testosterone, che svolgono un ruolo chiave nella crescita muscolare e nella forza. L'assunzione equilibrata di acidi grassi essenziali può quindi influenzare positivamente la composizione corporea e la capacità di sviluppare e mantenere la massa muscolare.

A livello psicologico, la nutrizione influisce anche sulla gestione dello stress e sull'equilibrio emotivo. Nutrienti come il magnesio e le vitamine del gruppo B, noti per le loro proprietà rilassanti e per il loro ruolo nel sistema nervoso, possono aiutare gli atleti a gestire la pressione delle competizioni e a mantenere alta la concentrazione durante gli allenamenti. La serotonina, un neurotrasmettitore che influisce sull'umore e sul benessere generale, può essere modulata attraverso un'alimentazione ricca di precursori come il triptofano, presente in alimenti come il tacchino, i semi di zucca e il formaggio.

Gli antiossidanti giocano anche un ruolo fondamentale nella protezione contro lo stress ossidativo indotto dall'allenamento intenso. Una dieta ricca di frutta e verdura fornisce vitamine come la C e la E, oltre a una vasta gamma di fitonutrienti, che possono aiutare a neutralizzare i radicali liberi, sostenendo così il recupero e riducendo il rischio di infortuni. L'idratazione, spesso trascurata negli sport di forza, merita una considerazione speciale. Una corretta idratazione supporta non solo le funzioni metaboliche e la termoregolazione ma influisce anche sulla prestazione muscolare e sulla resistenza. La disidratazione, anche lieve, può ridurre significativamente la forza e la resistenza, compromettendo la performance e aumentando il rischio di crampi e infortuni.

La nutrizione negli sport di forza è un pilastro che sostiene non solo la prestazione fisica ma anche l'equilibrio psico-emotivo dell'atleta. Un approccio nutrizionale ben pianificato e personalizzato, che tenga conto delle specificità dell'individuo e delle richieste della disciplina sportiva praticata, può fare la differenza nel raggiungimento degli obiettivi di performance, contribuendo a forgiare atleti non solo più forti fisicamente ma anche più resilienti e focalizzati mentalmente.

Bodybuilding

Nel bodybuilding, la precisione nella composizione dei pasti e il timing nutrizionale assumono un'importanza cruciale, tanto quanto l'intensità degli allenamenti. L'approccio nutrizionale deve essere meticolosamente sincronizzato con i cicli di allenamento per massimizzare l'ipertrofia muscolare durante le fasi di accumulo e per preservare la massa muscolare magra durante i periodi di definizione, quando si riduce l'apporto calorico per minimizzare il grasso corporeo.

La gestione dell'idratazione è un altro aspetto fondamentale, poiché un'adeguata idratazione non solo supporta la funzione metabolica e aiuta a mantenere un volume muscolare ottimale, ma è anche cruciale per la detossificazione del corpo, specialmente in fasi di dieta ipocalorica intensa. Inoltre, l'equilibrio elettrolitico è vitale per prevenire crampi muscolari e mantenere l'attività muscolare efficace, soprattutto durante allenamenti prolungati e intensi. Dal punto di vista psicologico, la disciplina richiesta nel bodybuilding va ben oltre la sala pesi, estendendosi a tutti gli aspetti della vita dell'atleta, inclusa la nutrizione. Il costante monitoraggio dell'apporto calorico e la restrizione in determinate fasi possono portare a sfide emotive significative, inclusa la pressione di aderire a standard estetici elevati. La resilienza mentale diventa quindi un fattore chiave per il successo in questo sport. Nutrienti come gli acidi grassi Omega-3 e gli aminoacidi, come il triptofano, possono sostenere la funzione cerebrale e l'equilibrio emotivo, contribuendo a gestire lo stress e a migliorare la qualità del sonno, che è essenziale per il recupero e la crescita muscolare.

L'attenzione alla qualità degli alimenti consumati è altrettanto importante quanto la loro composizione nutrizionale. Alimenti ricchi di antiossidanti, vitamine e minerali, non solo supportano il sistema immunitario e riducono l'infiammazione, ma contribuiscono anche a migliorare la qualità della pelle, aspetto non secondario in uno sport dove l'estetica gioca un ruolo centrale. Il coinvolgimento sociale e il supporto sono aspetti che non possono essere trascurati. La condivisione di pasti equilibrati e nutrizionalmente ricchi con familiari o amici può aiutare a mitigare la sensazione di isolamento che a volte accompagna le diete più restrittive. Inoltre, la partecipazione a comunità di bodybuilding può offrire supporto, consigli e motivazione, che sono essenziali per mantenere il focus sugli obiettivi a lungo termine.

Il bodybuilding richiede un approccio nutrizionale che vada ben oltre il semplice conteggio delle calorie o delle proteine. È necessario un piano alimentare che supporti non solo la crescita e la definizione muscolare, ma anche il benessere psico-emotivo dell'atleta. La capacità di navigare con successo le sfide nutrizionali, psicologiche ed emotive di questo sport può trasformare l'esperienza del bodybuilding da una semplice ricerca dell'estetica fisica a un percorso di crescita personale e di miglioramento complessivo della salute.

Calisthenics

Nel Calisthenics, dove il controllo del peso corporeo è essenziale per la performance, una gestione attenta dell'apporto calorico diventa fondamentale. La sfida sta nel bilanciare l'energia necessaria per sostenere gli allenamenti e promuovere la crescita muscolare, mantenendo al contempo una composizione corporea che favorisca agilità e forza relativa. Questo richiede non solo un'attenzione alla quantità di cibo consumato ma anche alla qualità e alla densità nutrizionale degli alimenti. Alimenti ad alta densità nutritiva, che forniscono vitamine, minerali e altri nutrienti essenziali senza un eccessivo apporto calorico, sono particolarmente preziosi per gli atleti di Calisthenics

L'idratazione gioca un ruolo critico anche in questa disciplina, soprattutto durante le sessioni di allenamento prolungate o in condizioni ambientali calde, dove il rischio di disidratazione può compromettere la funzione muscolare e la concentrazione. Una corretta idratazione non solo supporta la performance fisica ma aiuta anche a mantenere la lucidità mentale, essenziale per eseguire sequenze di movimenti complessi che richiedono precisione e coordinazione. Il
Calisthenics, spesso praticato in contesti all'aperto o in comunità di appassionati, offre un'opportunità unica di condividere esperienze nutrizionali e di apprendimento. Scambiare ricette, strategie di idratazione e consigli sui supplementi può arricchire l'approccio nutrizionale individuale e promuovere un senso di appartenenza e sostegno all'interno della comunità.

Dal punto di vista emotivo, questo tipo di attività sportiva può essere particolarmente gratificante, offrendo visibili miglioramenti in termini di forza, flessibilità e controllo del corpo. Questi progressi, tuttavia, richiedono tempo, pazienza e coerenza, sia nell'allenamento che nella nutrizione. La soddisfazione derivante dal superamento dei propri limiti può essere un potente motivatore, ma è importante gestire le aspettative e riconoscere il valore del percorso oltre i risultati immediati. Alimenti che favoriscono il benessere emotivo, come quelli ricchi di omega-3 e antiossidanti, possono sostenere questa resilienza psicologica, riducendo lo stress e promuovendo un approccio più equilibrato alla pratica.

La chiave è trovare un equilibrio che supporti gli obiettivi di allenamento pur rispettando le esigenze individuali e promuovendo un rapporto sano ed equilibrato con il cibo e la nutrizione.

Piani alimentari esemplificativi per differenti sport

La creazione di piani alimentari esemplificativi per differenti sport deve tenere conto delle specifiche esigenze energetiche, del metabolismo dei macronutrienti e delle necessità di recupero degli atleti. Ecco quattro esempi di piani alimentari, uno per ciascuna delle attività sportive discusse: endurance, forza, bodybuilding e Calisthenics

Endurance (ad es., Maratona)

- Colazione: Porridge d'avena con banane a fette e un cucchiaio di miele, accompagnato da una bevanda a base di proteine del siero del latte.
    1. Porridge d'avena: Carboidrati complessi, fornisce un rilascio graduale di energia, ideale per sostenere l'atleta durante le lunghe sessioni di allenamento. L'avena è anche una buona fonte di fibra, che aiuta nella digestione e nel mantenimento di un sano livello di zuccheri nel sangue.
    2. Banane: carboidrati rapidamente assimilabili per un boost energetico immediato. Sono ricche di potassio, cruciale per la prevenzione dei crampi muscolari.
    3. Miele: Agisce come una fonte di zuccheri semplici, offrendo un'energia prontamente disponibile, e presenta proprietà antimicrobiche che possono sostenere il sistema immunitario.
    4. Proteine del siero del latte: Forniscono i mattoni essenziali per la riparazione e la crescita muscolare, supportando il recupero dopo l'esercizio fisico.

- Spuntino: Frullato di frutta con spinaci, semi di chia e un cucchiaio di burro di arachidi.
    1. Frutta: Fonte di zuccheri naturali e vitamine, contribuisce a mantenere elevati i livelli di energia e supporta il sistema immunitario.
    2. Spinaci: Ricchi di ferro e magnesio, importanti per il trasporto dell'ossigeno e la funzione muscolare.
    3. Semi di chia: Forniscono acidi grassi omega-3, proteine e fibra, contribuendo al mantenimento dell'infiammazione a livelli bassi e supportando la salute cardiovascolare.
    4. Burro di arachidi: Fonte di grassi salutari e proteine, aiuta a mantenere il senso di sazietà e fornisce energia duratura.

- Pranzo: Panino integrale con petto di tacchino, avocado, pomodoro, lattuga.

1. Panino integrale: I carboidrati complessi riforniscono le scorte di glicogeno e forniscono fibra per una digestione ottimale.
2. Petto di tacchino: Proteine magre per il recupero muscolare senza un eccessivo apporto di grassi.
3. Avocado: Ricco di grassi monoinsaturi che supportano la salute cardiovascolare e forniscono energia a lungo termine.

- Spuntino pomeridiano: Yogurt greco con bacche miste e una piccola manciata di granola.
  1. Yogurt greco: Elevato contenuto proteico per il sostegno alla riparazione muscolare e alla sazietà, con probiotici per la salute intestinale.
  2. Bacche: Antiossidanti per combattere lo stress ossidativo e vitamine per il supporto immunitario.
  3. Granola: Carboidrati per un rifornimento energetico e croccantezza per la soddisfazione sensoriale.

- Cena: Salmone al forno con quinoa e verdure miste al vapore (broccoli, carote, zucchine).
  1. Salmone: Fornisce proteine di alta qualità e acidi grassi omega-3, essenziali per la salute del cuore e la riduzione dell'infiammazione.
  2. Quinoa: Carboidrato complesso con un profilo completo di aminoacidi per supportare la crescita e la riparazione muscolare.
  3. Verdure miste: Ampia gamma di nutrienti essenziali, fibre e antiossidanti per promuovere la salute generale e il recupero.

Forza (ad es., Sollevamento Pesi)

- Colazione: Uova strapazzate con spinaci e peperoni, servite su una fetta di pane integrale tostato.
  1. Uova strapazzate: Forniscono proteine complete per il recupero e la costruzione muscolare.
  2. Spinaci: Ricchi di ferro e magnesio, supportano la funzione muscolare e l'energia.
  3. Peperoni: Fonte di vitamina C per il supporto immunitario e l'assorbimento del ferro.
  4. Pane integrale tostato: Offre carboidrati complessi per un rilascio di energia prolungato.

- Spuntino: Shake di proteine del siero del latte con una manciata di mandorle.
  1. Shake di proteine del siero del latte: Rapida fonte di proteine per il recupero muscolare.
  2. Mandorle: Apportano grassi salutari e una piccola quantità di proteine extra.
- Pranzo: Petto di pollo alla griglia con patate dolci al forno e asparagi.
  1. Petto di pollo alla griglia: Fonte magra di proteine per il mantenimento e la crescita muscolare.
  2. Patate dolci al forno: Carboidrati complessi per l'energia e la ricostituzione del glicogeno.
  3. Asparagi: Forniscono nutrienti essenziali e contribuiscono alla digestione.

- Spuntino pomeridiano: Barretta proteica e una mela.
  1. Barretta proteica: Pratica fonte di proteine per il sostegno muscolare tra i pasti.
  2. Mela: Offre carboidrati naturali per un'energia immediata e fibre.

- Cena: Bistecca di manzo magra con riso integrale e insalata mista con olio d'oliva e limone.
    1. Bistecca di manzo magra: Ricca di proteine e ferro per il supporto muscolare e l'ossigenazione.
    2. Riso integrale: Carboidrati complessi per la ricostituzione del glicogeno e l'energia duratura.
    3. Insalata mista con olio d'oliva e limone: L'insalata fornisce vitamine e minerali, mentre l'olio d'oliva aggiunge grassi monoinsaturi per la salute del cuore.

Bodybuilding (Fase di Massa)

- Colazione: Pancake proteici con sciroppo d'acero e bacche fresche.
    1. Pancake proteici: Ricchi di proteine per supportare la crescita muscolare fin dal mattino.
    2. Sciroppo d'acero: Fornisce carboidrati semplici per un rapido apporto energetico.
    3. Bacche fresche: Antiossidanti per combattere lo stress ossidativo e vitamine per il benessere generale.

- Spuntino: Frullato di proteine, latte di mandorla, banana e burro di arachidi.
    1. Proteine in polvere: Contribuiscono al fabbisogno proteico elevato necessario per la crescita muscolare.
    2. Latte di mandorla: Bevanda a basso contenuto di grassi per mantenere la qualità dell'apporto calorico.
    3. Banana: Carboidrati per energia e potassio per il supporto muscolare e la prevenzione dei crampi.
    4. Burro di arachidi: Grassi salutari e proteine extra per sostenere la massa muscolare e l'energia.

- Pranzo: Quinoa con pollo alla griglia, avocado, fagioli neri e salsa fresca.
    1. Pollo alla griglia: Proteine magre per il recupero e la crescita muscolare.
    2. Avocado: Grassi monoinsaturi per la salute cardiovascolare e il supporto energetico.
    3. Fagioli neri: Proteine vegetali e fibra per la sazietà e la salute digestiva.
    4. Salsa fresca: Fornisce un'esplosione di sapore e micronutrienti essenziali.

- Spuntino pomeridiano: Hummus con bastoncini di verdure (carote, sedano, peperoni).
    1. Hummus: Fonte di proteine vegetali e grassi salutari per mantenere i livelli energetici e sostenere la crescita muscolare.
    2. Verdure: Basse in calorie ma ricche di fibre e micronutrienti per un'ottimale salute e recupero.

- Cena: Filetto di merluzzo con patate arrosto e cavolfiore gratinato.
    1. Filetto di merluzzo: Proteine magre di alta qualità per il recupero muscolare notturno.
    2. Patate arrosto: Carboidrati complessi per ricostituire le scorte di glicogeno dopo un'intensa giornata di allenamento.
    3. Cavolfiore gratinato: Ricco di fibre, vitamine e minerali, contribuisce alla nutrizione complessiva mantenendo basso il contenuto calorico del pasto.

Calisthenics

- Colazione: Smoothie bowl con acai, granola, semi di lino e frutta fresca
    1. Smoothie bowl con acai: Ricco di antiossidanti, aiuta a combattere lo stress ossidativo e fornisce anche un apporto energetico iniziale.

2. Granola: Fonte di carboidrati complessi per un rilascio di energia costante
3. Semi di lino: Offrono acidi grassi omega-3, per la salute cardiovascolare e l'infiammazione ridotta.
4. Frutta fresca: Fornisce vitamine e minerali essenziali per il recupero e il benessere generale.

- Spuntino: Yogurt greco con noci e miele.
    1. Yogurt greco: Elevato contenuto di proteine per il recupero e la sazietà, oltre a probiotici per la salute digestiva.
    2. Noci: Grassi salutari per l'energia e il supporto alla funzione cognitiva.
    3. Miele: Dolcificante naturale per un rapido apporto energetico e proprietà antimicrobiche

- Pranzo: Insalata di quinoa con pomodori ciliegia, cetrioli, feta e olive, con olio extravergine d'oliva.
    1. Quinoa: Carboidrato complesso con profilo completo di aminoacidi, supportando l'energia e la crescita muscolare.
    2. Pomodori ciliegia e cetrioli: Basso contenuto calorico ma ricchi di acqua e nutrienti essenziali.
    3. Feta e olive: Aggiungono sapore e grassi salutari per l'assorbimento di vitamine liposolubili.
    4. Olio extravergine d'oliva: Fonte di acidi grassi monoinsaturi e antiossidanti per la salute cardiovascolare.

- Spuntino pomeridiano: Cracker integrali con ricotta e marmellata di frutta senza zuccheri aggiunti.
    1. Cracker integrali: Carboidrati complessi per un rifornimento energetico prolungato.
    2. Ricotta: Proteine magre per il sostegno muscolare e la sazietà.
    3. Marmellata senza zuccheri aggiunti: Dolcezza naturale con un minor impatto sulla glicemia.

- Cena: Salmone alla griglia con insalata di rucola, avocado e pomodoro.
    1. Salmone alla griglia: Ricco di proteine e omega-3, sostiene il recupero e la riduzione dell'infiammazione.
    2. Insalata di rucola, avocado e pomodoro: Fornisce un mix di fibre, vitamine, minerali e grassi salutari per una cena nutriente ma leggera, favorendo il recupero durante la notte senza appesantire.

Con questa panoramica sulla nutrizione sportiva, abbiamo svelato come una dieta attentamente calibrata diventi il carburante per l'eccellenza atletica in discipline diverse come endurance, forza, bodybuilding e calisthenics. Abbiamo messo in luce l'importanza cruciale di un'alimentazione mirata, non solo per amplificare le performance e ottimizzare il recupero, ma anche per elevare il benessere generale dell'atleta. Con questi piani alimentari come guida, l'obiettivo è fornire una bussola nutrizionale che orienti gli atleti verso scelte consapevoli, sostenendo il loro percorso verso traguardi sempre più ambiziosi.

Capitolo 3 - Alimentazione pre-gara e post-gara

L'arte di prepararsi per una competizione e di riprendersi dopo un'intensa prova atletica è tanto una questione di mente e corpo quanto di nutrizione mirata. Nell'alveo di questa saggezza, questo capitolo svela le strategie alimentari che possono elevare significativamente le prestazioni atletiche e accelerare il processo di recupero. È un invito a scoprire come il cibo possa diventare un potente alleato nel viaggio di ogni atleta, un compagno silenzioso ma imprescindibile nelle battaglie sportive più ardue.

Navigando attraverso le pagine di questo capitolo, ci immergeremo nella scienza e nell'arte dell'alimentazione strategica, esplorando come gli specifici nutrienti, consumati nei momenti giusti, possano fungere da catalizzatori per l'eccellenza atletica. Questo non riguarda solo la selezione di alimenti energizzanti prima dell'evento o di opzioni nutrizionali riparatrici dopo, ma comprende anche la comprensione dei meccanismi attraverso cui il cibo interagisce con il nostro corpo in stati di estrema richiesta fisica e psicologica.

La fase pre-gara è un momento di preparazione intensa, dove ogni dettaglio conta. In questo contesto, il focus è sull'ottimizzazione dell'energia e della concentrazione. Si tratta di una danza delicata di carboidrati per un rilascio energetico sostenuto, proteine per mantenere la sazietà e prevenire il catabolismo muscolare, e grassi salutari per fornire energia a lungo termine. Tuttavia, va oltre la mera somministrazione di combustibile; è anche una questione di tempismo, di bilanciare l'apporto nutrizionale in modo tale da evitare disagi gastrointestinali e garantire che l'energia sia prontamente disponibile quando più serve.

Post-gara, l'accento si sposta sul recupero, un aspetto talvolta sottovalutato ma fondamentale per la longevità nello sport e per la preparazione alla prossima sfida. In questa fase, i nutrienti devono svolgere una duplice funzione: riparare i danni tissutali causati dall'esercizio intenso e rimpiazzare le riserve energetiche esaurite. Proteine di alta qualità, carboidrati complessi, antiossidanti potenti e una idratazione adeguata emergono come protagonisti in questa fase cruciale, lavorando insieme per accelerare il recupero muscolare, ridurre l'infiammazione e ristabilire l'equilibrio idrico ed elettrolitico del corpo.

Non meno importante è il ruolo degli spuntini e degli integratori alimentari, strumenti preziosi nella cassetta degli attrezzi nutrizionali di ogni atleta. Se utilizzati con saggezza, possono non solo offrire comodità e praticità ma anche fornire un apporto mirato di nutrienti difficilmente ottenibili in quantità sufficienti tramite l'alimentazione ordinaria. Tuttavia, la chiave sta nell'adottare un approccio selettivo e informato, capace di distinguere tra ciò che è genuinamente utile e ciò che appartiene più al regno del marketing che a quello della scienza nutrizionale. Con una miscela di scienza basata sull'evidenza e saggezza pratica, al termine di questo capitolo, avrai le conoscenze e le competenze necessarie per navigare il complesso paesaggio nutrizionale dello sport competitivo, consentendo agli atleti di sbloccare il loro pieno potenziale sia sul campo di gara che fuori.

Le Prestazioni e il recupero: Alimentazione Pre e Post

Alimentazione Pre-Gara: La Preparazione Ottimale

La fase che precede un evento sportivo è cruciale per configurare il corpo per la performance ottimale. La scelta degli alimenti, il loro timing e la composizione possono fare una notevole differenza nell'esito della competizione.

- **Carboidrati**: La base dell'alimentazione pre-gara è rappresentata dai carboidrati. Essi sono i principali fornitori di energia rapidamente utilizzabile dal corpo. Optare per carboidrati complessi come avena, riso integrale e patate dolci, consente un rilascio graduale di energia, evitando picchi glicemici che potrebbero portare a crolli energetici. Un pasto ricco di carboidrati 3-4 ore prima dell'evento assicura che le riserve di glicogeno muscolare ed epatico siano al massimo.
- **Proteine**: Le proteine hanno un ruolo meno diretto nell'apporto energetico immediato, ma sono fondamentali per prevenire il catabolismo muscolare durante l'attività fisica. Un apporto moderato di proteine magre, come petto di pollo, tofu o uova, nel pasto pre-gara aiuta a mantenere i muscoli nutriti e pronti all'azione.
- **Grassi**: Sebbene i grassi siano una fonte energetica densa, il loro consumo dovrebbe essere moderato prima della gara a causa della lenta digestione, che potrebbe causare disagio durante l'evento. Piccole quantità di grassi salutari, come quelli presenti nell'avocado o nella frutta a guscio, possono comunque essere inclusi nel pasto pre-gara.
- **Idratazione**: Un'adeguata idratazione inizia ben prima dell'inizio della gara. L'acqua è essenziale per il mantenimento delle funzioni fisiologiche e per evitare cali di prestazione dovuti alla disidratazione. Bevande sportive possono essere considerate per eventi più lunghi per reintegrare elettroliti persi con il sudore.

Alimentazione Post-Gara: Strategie per un Recupero Efficace

Dopo l'evento, l'attenzione si sposta sul recupero, un processo che inizia dal momento in cui si termina l'attività fisica. La rigenerazione dei tessuti muscolari, la ricostituzione delle scorte energetiche e la riduzione dell'infiammazione sono le priorità.

- **Carboidrati**: Subito dopo l'attività fisica, è cruciale reintegrare le scorte di glicogeno. Carboidrati a rapida digestione come frutta, succhi o barrette energetiche aiutano a velocizzare questo processo.
- **Proteine**: Essenziali per la riparazione dei tessuti muscolari danneggiati e per la crescita muscolare, le proteine dovrebbero essere consumate entro 30-45 minuti dal termine dell'attività. Shake proteici, petto di pollo o yogurt greco sono opzioni pratiche e efficaci.
- **Antiossidanti e Anti-infiammatori**: Alimenti ricchi di antiossidanti aiutano a combattere lo stress ossidativo causato dall'esercizio intenso. Frutti come bacche, ciliegie e melograno, insieme a verdure a foglia verde, possono contribuire significativamente alla riduzione dell'infiammazione e al recupero muscolare.
- **Idratazione**: Continuare a reidratarsi dopo l'evento è fondamentale per il recupero. L'acqua resta la scelta migliore, ma bevande arricchite di elettroliti possono essere utili per ristabilire l'equilibrio idrico, specialmente dopo prove fisiche prolungate o in condizioni di caldo intenso.

Accorgimenti

Personalizzazione

L'unicità di ogni individuo si riflette nelle sue esigenze nutrizionali. Ciò che funziona per un atleta potrebbe non essere ideale per un altro. Fattori come il metabolismo basale, la composizione corporea, le sensibilità alimentari e le preferenze personali giocano un ruolo cruciale nella definizione di un piano nutrizionale su misura. Inoltre, differenti discipline sportive richiedono approcci diversificati: ad esempio, un velocista potrebbe necessitare di un focus maggiore sui carboidrati ad alta disponibilità energetica immediatamente prima della gara, mentre un triatleta potrebbe beneficiare di un'integrazione più complessa di carboidrati, proteine e grassi per sostenere le lunghe distanze. È quindi essenziale ascoltare il proprio corpo, annotare le reazioni a specifici alimenti e adattare il piano alimentare per massimizzare l'efficacia.

Tempo e Quantità

La tempistica e la dimensione dei pasti sono variabili critiche che richiedono attenzione. Mangiare troppo vicino a un evento può portare a disagio gastrointestinale, riducendo le prestazioni, mentre mangiare troppo lontano dall'evento può lasciare l'atleta privo delle risorse energetiche necessarie. Trovare il giusto equilibrio è un processo di sperimentazione e adattamento. Ad esempio, un piccolo snack ricco di carboidrati può essere consumato 30-60 minuti prima dell'evento per fornire un boost energetico, mentre un pasto più sostanzioso dovrebbe essere pianificato per 2-3 ore prima dell'attività per garantire una digestione completa. La quantità di cibo assunta dovrebbe anche riflettere l'intensità e la durata dell'evento sportivo, garantendo così che l'atleta sia adeguatamente alimentato ma non appesantito.

Test in Allenamento

La sperimentazione durante gli allenamenti è vitale per affinare la strategia alimentare. Ciò che viene consumato prima e dopo gli allenamenti può fornire preziose intuizioni su ciò che funziona meglio in termini di digeribilità, tolleranza e apporto energetico. Questo "test sul campo" aiuta ad evitare sorprese negative il giorno della gara e permette all'atleta di affinare ulteriormente le proprie scelte alimentari in base ai risultati ottenuti.

Consultazione di Esperti

Mentre gli atleti possono fare molto attraverso la sperimentazione autonoma, la collaborazione con professionisti della nutrizione sportiva può portare la propria alimentazione al livello successivo. Un dietista sportivo o un nutrizionista può offrire consigli basati su evidenze scientifiche e su una profonda comprensione della fisiologia sportiva, personalizzando ulteriormente le raccomandazioni alimentari per allinearle agli obiettivi specifici dell'atleta, alle sue condizioni di salute e alle sue esigenze metaboliche.

La consultazione di esperti non solo arricchisce il piano nutrizionale con approcci basati sulla scienza, ma introduce anche una prospettiva esterna in grado di identificare eventuali lacune o eccessi nella dieta corrente dell'atleta. I nutrizionisti sportivi sono addestrati a considerare non solo le necessità caloriche, ma anche il bilancio di micronutrienti, l'idratazione, e l'interazione tra vari componenti alimentari e il metabolismo specifico di un individuo. Inoltre, possono aiutare a navigare la vasta gamma di integratori disponibili sul mercato, suggerendo quelli più adatti e sicuri, evitando così sprechi economici e potenziali rischi per la salute.

Un altro aspetto fondamentale del coinvolgimento di esperti è la capacità di adattarsi alle fluttuanti esigenze nutrizionali durante diverse fasi di allenamento e competizione, oltre che in risposta a cambiamenti fisici, come infortuni o variazioni del peso corporeo. Un professionista può guidare l'atleta attraverso queste transizioni, assicurando che la nutrizione supporti in modo ottimale la ripresa e l'adattamento. In ultima analisi, un consulto esperto può offrire una visione olistica che integra alimentazione, stile di vita e benessere mentale, elementi tutti interconnessi e cruciali per il successo a lungo termine nello sport. Questo approccio a 360 gradi non solo migliora le prestazioni e il recupero ma promuove anche una relazione più sana e sostenibile con il cibo, trasformando l'alimentazione da semplice necessità a pilastro centrale di una vita sportiva ed esistenziale equilibrata e gratificante.

L'alimentazione pre e post-gara non è mai una taglia unica per tutti, ma piuttosto una componente dinamica e personalizzata del regime di allenamento di un atleta. Approcciarla con intenzionalità, curiosità e flessibilità può sbloccare miglioramenti tangibili nelle prestazioni e nel recupero, consentendo agli atleti di spingersi oltre i propri limiti e di aspirare a traguardi sempre più elevati.

Spuntini e Integratori alimentari: Quando e Come usarli

Nell'arena competitiva dello sport, dove ogni secondo e ogni movimento possono fare la differenza, la gestione ottimale dell'alimentazione pre e post-gara assume un ruolo di primo piano. Una componente essenziale di questa gestione è rappresentata dagli spuntini e dagli integratori alimentari, che, se impiegati strategicamente, possono significativamente influenzare le prestazioni e il recupero dell'atleta

Spuntini Pre-Gara: Fare e Non Fare

Esempi Corretti:

Una banana o una piccola manciata di uvetta forniscono una dose rapida di energia facilmente digeribile. Consumati 30-60 minuti prima della gara, questi alimenti possono dare un boost energetico senza appesantire lo stomaco.

Una fetta di pane bianco con marmellata offre carboidrati semplici che possono essere rapidamente convertiti in energia, ideali per chi sta per affrontare una prova fisica intensa.

Esempi Errati:

Un frullato denso di frutta e yogurt potrebbe sembrare una scelta sana, ma se consumato troppo vicino all'inizio della gara può causare disagio gastrointestinale a causa della sua ricchezza di fibre e proteine.

Barrette energetiche ad alto contenuto di fibre o grassi: nonostante l'etichetta "energetica", le barrette ricche di fibre o grassi possono rallentare la digestione e causare gonfiore o discomfort se consumate immediatamente prima dell'attività fisica.

False Credenze sui Social

Un mito comune diffuso sui social media è l'idea che "più proteine = più energia". Questo può portare gli atleti a scegliere spuntini ricchi di proteine subito prima della gara, il che non è ideale, poiché le proteine non sono la fonte energetica più rapida per il corpo. Inoltre, spesso si vede la promozione di "superfood" esotici come essenziali per la performance atletica, ma alimenti semplici e accessibili possono essere altrettanto efficaci e più facilmente tollerati dallo stomaco.

Spuntini Post-Gara: Fare e Non Fare

Esempi Corretti:

Uno shake di proteine con un po' di succo d'arancia può offrire il mix perfetto di proteine per la riparazione muscolare e carboidrati per ripristinare rapidamente il glicogeno, facilitando il recupero immediatamente dopo la gara.

Un panino con petto di tacchino e una fetta di pane bianco può fornire un equilibrio tra proteine magre e carboidrati a rapida digestione, supportando sia il recupero muscolare sia il reintegro energetico.

Esempi Errati:

Un pasto pesante e ricco di grassi, come un hamburger con patatine fritte, subito dopo la gara può appesantire e rallentare il processo di recupero, oltre a poter causare disagio gastrointestinale.

Bevande energetiche zuccherate: sebbene possano sembrare una scelta rapida per rifornire l'energia, il loro alto contenuto di zuccheri semplici e additivi può portare a picchi glicemici seguiti da crolli energetici, non favorendo un recupero ottimale.

Gli spuntini, se scelti e consumati correttamente, possono essere potenti alleati nella preparazione e nel recupero delle performance atletiche. La chiave è optare per alimenti che il corpo può utilizzare in modo efficiente, evitando quelli che possono causare disagi o non fornire il tipo di nutrimento necessario nel momento corretto. Ignorare le mode e le false credenze, spesso amplificate dai social media, e basare le proprie scelte su principi nutrizionali solidi e su un'attenta sperimentazione personale, garantirà che gli spuntini siano una leva efficace per migliorare le prestazioni sportive e il recupero

Integratori

L'uso degli integratori alimentari nello sport è un argomento che suscita interesse e dibattito. Da una parte, possono offrire vantaggi tangibili quando utilizzati correttamente, dall'altra possono rappresentare potenziali rischi se impiegati in modo improprio o senza un'adeguata supervisione.

Benefici e Utilizzo Corretto degli Integratori

Creatina

La creatina è un supplemento che ha catturato l'attenzione di atleti, allenatori e ricercatori per i suoi comprovati benefici nel migliorare le prestazioni atletiche, specialmente in discipline che richiedono rapide esplosioni di energia. La sua efficacia si radica nella sua capacità di agire a livello cellulare per potenziare le riserve energetiche muscolari, rendendola uno degli integratori più apprezzati e utilizzati nell'ambito dello sport e del fitness.

La creatina svolge un ruolo chiave nel sistema energetico fosfageno, che fornisce energia rapida e immediata durante attività fisiche di breve durata e alta intensità. Quando assunta come supplemento, la creatina incrementa le riserve di fosfocreatina nei muscoli. Questo composto è essenziale per la rapida rigenerazione dell'ATP (adenosintrifosfato), che viene consumato durante le contrazioni muscolari intense. Maggiori riserve di fosfocreatina permettono una produzione più veloce di ATP, garantendo una fonte energetica prontamente disponibile per esercizi come sprint, salti o sollevamento pesi, e consentendo all'atleta di mantenere un alto livello di performance per periodi più lunghi.

Benefici dell'Integrazione di Creatina

Aumento della Forza e della Massa Muscolare: Diversi studi hanno dimostrato che la creatina può significativamente aumentare la forza muscolare e la massa magra quando utilizzata in combinazione con l'allenamento di resistenza. Questo effetto è particolarmente utile per atleti di forza e velocisti, che dipendono da muscoli potenti e reattivi per le loro discipline.

Riduzione dei Tempi di Recupero: La supplementazione con creatina può aiutare a ridurre il danno muscolare e l'infiammazione post-allenamento, accelerando il processo di recupero. Ciò significa che gli atleti possono tollerare volumi di allenamento più elevati e frequenti, un fattore cruciale per il miglioramento delle prestazioni a lungo termine.

Miglioramento delle Prestazioni in Attività di Resistenza: Anche se la creatina è più comunemente associata a sport di potenza, recenti ricerche suggeriscono che può anche beneficiare gli atleti di resistenza. La creatina può migliorare l'efficienza dell'uso dell'ossigeno e aumentare la capacità di svolgere lavoro ad alta intensità all'interno di sessioni di allenamento di resistenza più lunghe.

Considerazioni sull'Uso della Creatina

Dosaggio e Ciclizzazione: È importante seguire le raccomandazioni di dosaggio per la creatina, solitamente iniziando con una fase di "caricamento" seguita da una fase di "mantenimento". Alcuni preferiscono evitare la fase di caricamento, optando per un dosaggio costante, ma più basso, per ridurre potenziali effetti collaterali come il disagio gastrointestinale o l'aumento di peso dovuto alla ritenzione idrica.

Idratazione: La supplementazione con creatina richiede un'attenzione particolare all'idratazione, poiché può aumentare la ritenzione idrica nei muscoli. Gli atleti dovrebbero assicurarsi di aumentare l'assunzione di liquidi per compensare questo effetto.

Controllo della Qualità: Scegliere integratori di creatina di alta qualità, preferibilmente certificati da enti terzi indipendenti, è fondamentale per garantire la purezza del prodotto e l'assenza di sostanze vietate.

<u>Elettroliti</u>

Gli elettroliti, minerali carichi elettricamente presenti nel nostro corpo, svolgono ruoli cruciali nelle funzioni fisiologiche essenziali, soprattutto per gli atleti impegnati in attività fisiche prolungate o sottoposti a condizioni di stress termico. Il sodio, il potassio, il magnesio e il calcio sono tra gli elettroliti più significativi per il mantenimento dell'equilibrio idrico, la trasmissione degli impulsi nervosi, la contrazione muscolare e la regolazione del pH corporeo.

Importanza degli Elettroliti nell'Attività Fisica

- Sodio e Potassio: Questi due elettroliti lavorano in tandem per regolare il bilancio idrico e il volume cellulare. Durante l'esercizio, la perdita di sodio e potassio attraverso il sudore può alterare questo delicato equilibrio, portando a disidratazione, riduzione della performance e, in casi estremi, a condizioni pericolose come l'iponatriemia.
- Magnesio: Fondamentale per oltre 300 reazioni enzimatiche nel corpo, il magnesio aiuta nella sintesi proteica, nella funzione muscolare e nervosa e nel mantenimento di una frequenza cardiaca regolare. La carenza di magnesio può manifestarsi con crampi muscolari, affaticamento e una ridotta efficienza nell'utilizzo dell'energia.
- Calcio: Conosciuto soprattutto per il suo ruolo nella salute ossea, il calcio è anche vitale per la contrazione muscolare, la conduzione degli impulsi nervosi e la coagulazione del sangue. La carenza di calcio può influenzare negativamente la forza muscolare e la funzione.

Reintegrazione degli Elettroliti

Per gli atleti, il mantenimento di livelli adeguati di elettroliti è fondamentale per ottimizzare le prestazioni e prevenire disturbi. Le bevande sportive, progettate specificamente per bilanciare gli elettroliti persi con il sudore, possono offrire una soluzione pratica per mantenere l'equilibrio elettrolitico durante l'esercizio. Queste bevande spesso includono anche carboidrati, fornendo una fonte di energia facilmente accessibile.

Le compresse effervescenti di elettroliti rappresentano un'altra opzione conveniente, specialmente per coloro che potrebbero trovare le bevande sportive troppo zuccherate o per gli atleti che preferiscono personalizzare l'apporto di fluidi ed elettroliti. Queste compresse possono essere sciolte in acqua per creare una soluzione di reidratazione su misura, consentendo agli atleti di gestire il proprio consumo di elettroliti in base alle esigenze individuali e alle condizioni ambientali.

Considerazioni per l'Uso Ottimale

Mentre l'integrazione di elettroliti può essere estremamente benefica, è importante che gli atleti adottino un approccio bilanciato. Il consumo eccessivo, specialmente di sodio, può portare a problemi come l'ipertensione e contribuire alla ritenzione idrica, potenzialmente influenzando negativamente la performance. La chiave è la personalizzazione basata sull'intensità dell'attività, la durata, il tasso di sudorazione e le condizioni climatiche.

Inoltre, gli atleti dovrebbero ricordare che la migliore strategia di reidratazione non si limita alla sola reintegrazione degli elettroliti, ma include anche un'adeguata assunzione di fluidi. Integrare la dieta con alimenti ricchi di elettroliti, come frutta e verdura (ad esempio, banane per il potassio e spinaci per il magnesio), può fornire un ulteriore supporto per mantenere l'equilibrio elettrolitico e idrico.

Oltre alla creatina e agli integratori di elettroliti, esistono altri due supplementi che svolgono ruoli cruciali nel supportare le prestazioni e il recupero degli atleti: la beta-alanina e gli Omega-3.

Beta-Alanina

La beta-alanina è un aminoacido non essenziale che, una volta ingerito, si trasforma nel corpo in carnosina. La carnosina agisce come un tampone dell'acidità nei muscoli, ritardando l'accumulo di acido lattico che si verifica durante l'esercizio ad alta intensità. Questo ritardo nell'accumulo di acido lattico può migliorare significativamente le prestazioni negli esercizi che vanno dai 60 secondi a diversi minuti, riducendo la sensazione di affaticamento muscolare e aumentando la capacità di lavoro totale.

Gli atleti che traggono maggior beneficio dalla supplementazione di beta-alanina sono tipicamente quelli coinvolti in sport che richiedono esplosioni di alta intensità e attività di endurance, come il nuoto di medio raggio, il canottaggio, o il crossfit. La beta-alanina è particolarmente efficace quando assunta in dosi giornaliere frazionate di circa 2-5 grammi per un periodo prolungato, generalmente da 4 settimane in su, per permettere un significativo aumento dei livelli di carnosina muscolare.

Omega-3

Gli acidi grassi Omega-3, in particolare l'EPA (acido eicosapentaenoico) e il DHA (acido docosaesaenoico), sono acidi grassi polinsaturi essenziali noti per i loro benefici anti-infiammatori e per il supporto alla salute cardiovascolare. Per gli atleti, gli Omega-3 offrono diversi vantaggi, tra cui la riduzione dell'infiammazione e del dolore muscolare post-esercizio, il miglioramento della funzione immunitaria, e potenzialmente, l'aumento della sintesi proteica muscolare.

Gli Omega-3 possono essere particolarmente utili per atleti coinvolti in regimi di allenamento intensi e prolungati, aiutando a ridurre l'indolenzimento muscolare e a promuovere una più rapida ripresa. Inoltre, gli Omega-3 giocano un ruolo cruciale nella salute cerebrale e possono migliorare aspetti cognitivi come la concentrazione e la riduzione dello stress, beneficiando così la performance mentale degli atleti. Sebbene gli Omega-3 possano essere ottenuti attraverso la dieta, specialmente consumando pesce grasso come il salmone, gli integratori possono essere un modo pratico per assicurarsi un'adeguata assunzione quotidiana, specialmente per coloro che non consumano regolarmente pesce o seguono diete vegetariane o vegane.

La scelta di integrare la dieta con beta-alanina o Omega-3, come per qualsiasi altro supplemento, dovrebbe essere basata su una valutazione individuale delle proprie esigenze, obiettivi e, idealmente, sotto la guida di un professionista della nutrizione. L'integrazione responsabile e informata può essere un valido complemento a una dieta ben bilanciata, sostenendo la performance atletica e il benessere generale.

Potenziali Rischi e Misure di Precauzione

Nonostante i benefici, l'uso non controllato di integratori può comportare rischi. La sovradosaggio, l'interazione con altri integratori o farmaci e la presenza di sostanze vietate nelle formulazioni sono preoccupazioni legittime.

Valutazione Professionale: Prima di iniziare qualsiasi regime di integrazione, è essenziale consultare un professionista della nutrizione o un medico sportivo. Questi esperti possono valutare le esigenze individuali, consigliare dosaggi appropriati e garantire che gli integratori scelti non contengano ingredienti proibiti dalle regolamentazioni antidoping.

Qualità e Conformità: Scegliere integratori di alta qualità da fornitori affidabili è cruciale. Gli atleti dovrebbero cercare prodotti che siano stati testati da terze parti per la purezza e l'assenza di sostanze proibite.

Integrazione vs Dieta: Gli integratori non dovrebbero mai sostituire le basi di una dieta equilibrata. La nutrizione ottimale si basa su un'ampia varietà di alimenti integrali che forniscono un'ampia gamma di nutrienti essenziali. Gli integratori dovrebbero essere utilizzati per colmare specifiche lacune nutrizionali o per soddisfare esigenze particolari legate alla performance sportiva.

Parlando di integratori, non si può ignorare quanto l'educazione sia fondamentale per comprendere e gestire meglio la loro assunzione. Gli atleti, specialmente quelli giovani o amatoriali, dovrebbero cercare informazioni da fonti affidabili e diffidare delle affermazioni sensazionalistiche spesso presenti sui social media o in campagne pubblicitarie. Comprendere che non esiste una "pillola magica" per la performance è essenziale; il successo sportivo deriva da un allenamento dedicato, una nutrizione equilibrata e un riposo adeguato.

Quando e Come usarli?

La nutrizione sportiva, con il suo complesso equilibrio di macro e micronutrienti, gioca un ruolo fondamentale nel supportare gli atleti nel raggiungimento delle loro massime prestazioni e nel facilitare un recupero efficiente dopo l'esercizio. Al di là della dieta quotidiana, gli spuntini e gli integratori alimentari rappresentano strumenti aggiuntivi che, se impiegati strategicamente, possono offrire quel vantaggio competitivo tanto ricercato e promuovere il benessere a lungo termine. Tuttavia, la loro efficacia non è garantita dalla sola presenza nel regime alimentare di un atleta; è il "quando" e il "come" del loro utilizzo a fare la differenza.

La giusta temporizzazione degli spuntini, ad esempio, può trasformare un semplice snack in un potente alleato della performance. Un consumo mirato prima dell'allenamento può fornire l'energia necessaria per sostenere sessioni intense, mentre uno spuntino post-allenamento, ricco di nutrienti essenziali, può accelerare i processi di riparazione e ricostruzione muscolare. Il segreto sta nel comprendere le necessità metaboliche del proprio corpo in relazione al tipo di attività svolta, al momento della giornata e agli specifici obiettivi di allenamento e recupero.

Analogamente, il dosaggio e la scelta degli integratori alimentari richiedono un'attenta considerazione. L'integrazione può variare notevolmente in base alle esigenze individuali, alla fase di allenamento e alla presenza di eventuali carenze nutrizionali. Gli integratori possono spaziare da quelli che forniscono un apporto concentrato di determinati nutrienti, come le proteine o gli aminoacidi, a quelli che supportano specifiche funzioni fisiologiche, come l'idratazione o la resistenza allo sforzo. La chiave è identificare gli integratori che meglio si adattano al proprio profilo nutrizionale e agli obiettivi di performance, evitando il rischio di sovradosaggio e di interazioni indesiderate con altri componenti della dieta.

La sfida nell'utilizzo ottimale di spuntini e integratori risiede, dunque, in una profonda comprensione delle proprie esigenze nutrizionali e fisiologiche. Questo implica non solo un'attenzione ai macronutrienti, come proteine, carboidrati e grassi, ma anche una consapevolezza dei micronutrienti, delle tempistiche di assunzione e delle quantità ottimali. Un approccio personalizzato, che tenga conto delle variabili individuali e delle specificità dello sport praticato, si rivela essenziale per massimizzare i benefici di questi strumenti nutrizionali.

Oltre alla personalizzazione, è fondamentale adottare un approccio basato sull'evidenza. La ricerca scientifica continua a fornire preziosi insight sull'efficacia di vari spuntini e integratori, svelando quali sostanze siano veramente utili e quali possano invece essere superflue o, nel peggiore dei casi, dannose. Gli atleti e i professionisti della nutrizione devono quindi mantenersi aggiornati sui più recenti studi e raccomandazioni, per garantire che le scelte nutrizionali siano informate e strategiche. In questo contesto, la figura del professionista della nutrizione assume un ruolo centrale. Un dietista sportivo o un nutrizionista può offrire una guida preziosa, aiutando a navigare nel vasto panorama degli spuntini e degli integratori e a creare un piano nutrizionale su misura che complementi l'allenamento e favorisca il raggiungimento degli obiettivi sportivi. Questa collaborazione professionale non solo assicura che le scelte nutrizionali siano basate sulle migliori evidenze disponibili, ma offre anche un supporto nella gestione di eventuali sfide o incertezze legate all'alimentazione sportiva. Vediamo meglio insieme ciò di cui stiamo parlando.

Il Ruolo Cruciale del Timing

La tempistica dell'assunzione di nutrienti assume un ruolo critico nel contesto degli eventi sportivi, influenzando direttamente le capacità di performance e recupero dell'atleta. L'ingestione di carboidrati da 1 a 2 ore prima dell'inizio dell'attività fisica si rivela strategica per massimizzare le riserve energetiche, consentendo agli atleti di avvalersi di un apporto energetico ottimale durante la prestazione. Tuttavia, è essenziale bilanciare questo timing per evitare l'ingestione di cibo troppo vicino all'esercizio, il che potrebbe causare sensazioni di disagio o pesantezza, compromettendo la performance e il comfort durante l'attività.

Parimenti, il concetto di finestra anabolica post-allenamento, quel lasso di tempo immediatamente successivo all'esercizio in cui il corpo si mostra più recettivo all'assimilazione dei nutrienti, rappresenta un'opportunità preziosa per stimolare il recupero muscolare e ripristinare le riserve energetiche esaurite. Questo periodo, che si estende generalmente fino a 45-60 minuti dopo l'allenamento, costituisce il momento ideale per un apporto bilanciato di proteine e carboidrati, favorendo la riparazione dei tessuti danneggiati e la sintesi proteica, oltre al rimpiazzo del glicogeno muscolare e epatico.

Oltre a questi principi, è importante anche considerare la qualità dei nutrienti consumati. Carboidrati complessi, come quelli derivanti da cereali integrali, frutta e verdura, possono fornire un rilascio energetico più sostenuto, mentre proteine di alta qualità, ricche di aminoacidi essenziali, sono fondamentali per supportare i processi di riparazione e crescita muscolare. Inoltre, l'idratazione svolge un ruolo non meno importante nella regolazione delle funzioni corporee durante e dopo l'esercizio, richiedendo attenzione sia alla quantità che alla tempistica dell'assunzione di liquidi.

Integrare la consapevolezza di questi aspetti temporali e qualitativi nell'approccio nutrizionale dell'atleta richiede una comprensione profonda delle proprie esigenze fisiologiche e delle specificità dello sport praticato. L'abilità di ascoltare il proprio corpo e di adeguare la strategia nutrizionale in funzione delle reazioni individuali e del contesto di allenamento o competizione diventa, quindi, cruciale per ottimizzare le prestazioni sportive e promuovere un efficace recupero, garantendo al contempo il mantenimento della salute e del benessere a lungo termine.

Dosaggio: Trovare la Giusta Misura

La corretta determinazione del dosaggio degli integratori alimentari è una componente critica di una strategia nutrizionale efficace, richiedendo un'attenta considerazione delle peculiarità individuali, del genere di esercizio praticato e degli obiettivi di prestazione delineati. La creatina, ad esempio, è spesso raccomandata in quantità di 3-5 grammi giornalieri per ottimizzare le prestazioni nelle attività di breve durata e ad alta intensità. Tuttavia, è fondamentale sottolineare che il fabbisogno può variare sensibilmente a seconda del peso corporeo dell'individuo e del particolare momento del ciclo di integrazione, che può includere fasi di caricamento iniziale seguite da periodi di mantenimento. Un apporto eccessivo di creatina non solo risulta superfluo, ma può portare a conseguenze indesiderate quali disagi gastrointestinali o squilibri idrici.

Parimenti, l'integrazione di caffeina, ampiamente utilizzata per la sua capacità di aumentare la vigilanza e ritardare la percezione della fatica, richiede un'approccio misurato. Dosi elevate possono provocare effetti avversi, inclusi nervosismo, palpitazioni e disturbi del sonno, che potrebbero compromettere la qualità dell'allenamento e del riposo. D'altra parte, un dosaggio calibrato, adeguato alle tolleranze individuali e agli orari di allenamento, può offrire un significativo miglioramento in termini di attenzione e resistenza. È pertanto essenziale che gli atleti, guidati da professionisti della nutrizione sportiva, intraprendano un percorso di sperimentazione controllata per determinare il dosaggio ottimale degli integratori, tenendo in considerazione non solo gli effetti immediati sull'allenamento, ma anche l'impatto a lungo termine sulla salute. La considerazione di fattori quali il ritmo circadiano dell'atleta, le eventuali interazioni con altri supplementi e alimenti, nonché la predisposizione individuale a determinate sensibilità, è fondamentale per massimizzare i benefici degli integratori, evitando al contempo rischi per la salute.

In ultima analisi, il dosaggio personalizzato degli integratori, calibrato su basi scientifiche e adattato alle specifiche esigenze e reazioni di ciascun atleta, è la chiave per un'integrazione efficace e sicura. Questo approccio consente non solo di potenziare le prestazioni sportive e il recupero, ma anche di preservare e promuovere il benessere generale dell'atleta, assicurando che l'integrazione alimentare agisca in sinergia con una dieta equilibrata e uno stile di vita salutare.

Ascolto del Corpo e Sperimentazione

L'arte di ascoltare attentamente i segnali inviati dal proprio corpo e di intraprendere un percorso di sperimentazione consapevole rappresenta un pilastro fondamentale nel regno dell'alimentazione sportiva. Per gli atleti, diventa essenziale annotare meticolosamente le reazioni personali a specifici alimenti o integratori consumati in varie circostanze, sia in condizioni di riposo che durante e dopo l'intensa attività fisica. Questo processo di osservazione attenta e di regolazione mirata della dieta consente di modellare un regime alimentare su misura, che risponde in modo preciso alle esigenze individuali. Attraverso questa sperimentazione guidata, è possibile scoprire la sinergia perfetta tra il timing dei pasti, la selezione dei nutrienti e il dosaggio adeguato, allo scopo di massimizzare l'efficacia delle prestazioni atletiche e accelerare i tempi di recupero. Integrare questa pratica nella routine quotidiana significa anche valutare l'impatto dei vari componenti della dieta sull'idratazione, sul benessere digestivo e sul livello energetico complessivo, affinando la capacità di riconoscere quali alimenti favoriscono una sensazione di vigore e quali invece possono appesantire o rallentare il metabolismo. Questo approccio di sperimentazione e personalizzazione aiuta non solo a identificare le scelte alimentari più performanti per l'attività sportiva, ma stimola anche una maggiore consapevolezza del proprio benessere fisico e mentale.

È cruciale, tuttavia, procedere con cautela e preferibilmente sotto la guida di un esperto in nutrizione sportiva. Questo assicura che le modifiche apportate siano informate, sicure ed equilibrate, evitando di incorrere in carenze nutrizionali o in abitudini alimentari potenzialmente nocive. L'obiettivo ultimo è costruire un piano alimentare che, oltre a supportare le prestazioni e il recupero, promuova una salute duratura e una qualità di vita ottimale per l'atleta.

Ascoltare il proprio corpo e sperimentare con consapevolezza apre le porte a una nutrizione sportiva dinamica e personalizzata, capace di adattarsi alle mutevoli esigenze e aspirazioni di ogni individuo nel suo viaggio atletico.

Un Approccio Olistico alla Nutrizione Sportiva

Integrare la strategia nutrizionale con un approccio olistico che consideri il benessere complessivo dell'atleta è fondamentale per promuovere non solo l'eccellenza sportiva ma anche un'ottimale qualità di vita. Oltre agli aspetti strettamente alimentari, è cruciale prestare attenzione ad altri fattori determinanti per il successo e il benessere a lungo termine. L'idratazione, per esempio, va oltre il semplice consumo di acqua, implicando un'attenzione alla qualità dei liquidi assunti e al loro impatto sull'equilibrio elettrolitico e sull'efficienza metabolica.

Il sonno adeguato, poi, rappresenta una delle colonne portanti del recupero e della rigenerazione fisica e mentale. Una buona qualità del riposo notturno incide direttamente sulla capacità di concentrazione, sulla resilienza allo stress e sulla velocità di recupero muscolare, elementi tutti essenziali per prestazioni ottimali e per una salute duratura. La gestione dello stress, sia fisico che emotivo, è altrettanto importante. Tecniche di rilassamento, mindfulness e attività ricreative possono aiutare a bilanciare la pressione delle competizioni e degli allenamenti intensi, prevenendo il sovrallenamento e promuovendo un atteggiamento positivo e proattivo.

Inoltre, trovare un equilibrio armonioso tra la dedizione allo sport e gli altri aspetti della vita, come la famiglia, gli studi o la carriera, è cruciale per sostenere la motivazione e l'engagement a lungo termine. Un atleta che riesce a integrare in modo equilibrato le diverse sfere della propria vita tende a mostrare maggior resilienza, soddisfazione personale e successo.

Un piano nutrizionale che si sposi armoniosamente con questi pilastri della vita atletica e personale non solo potenzia le performance sportive ma contribuisce anche a costruire le basi per una carriera duratura e per una vita ricca e appagante. Considerare l'individuo nella sua interezza, tenendo conto delle sue esigenze fisiche, emotive e sociali, è il segreto per un approccio veramente olistico alla nutrizione sportiva. In questo modo, l'atleta è supportato non solo nella sua crescita sportiva ma anche nel suo sviluppo personale, garantendo un benessere completo che va ben oltre i risultati ottenuti in campo o in pista.

Capitolo 4 - Miti e leggende sull'alimentazione sportiva

L'alimentazione sportiva, crocevia di scienza, tradizione e innovazione, è terreno fertile per la proliferazione di miti e leggende. Questo universo, costellato di consigli ancestrali e scoperte all'avanguardia, diventa spesso palcoscenico di narrazioni seducenti ma non sempre fondate su basi scientifiche solide. L'introduzione a questo complesso panorama si propone di esplorare le radici di tali credenze, indagando sui motivi della loro persistenza e su chi rischia maggiormente di essere traviato da tali narrazioni.

I miti sull'alimentazione sportiva nascono spesso dall'intersezione di desideri umani universali, come la ricerca della performance ottimale o la rapida conquista di obiettivi fisici, e dalla naturale tendenza a semplificare concetti complessi in regole facili e immediate. Questa semplificazione può portare a interpretazioni riduttive di ricerche scientifiche, a volte amplificate da una comunicazione sensazionalistica o da interpretazioni errate dei risultati degli studi.

Gli atleti alle prime armi, gli appassionati di fitness e coloro che cercano soluzioni rapide per migliorare le proprie prestazioni o la propria forma fisica sono particolarmente vulnerabili a tali miti. L'entusiasmo e la fiducia riposta in figure di autorità apparenti, come influencer sui social media o personalità sportive, possono rendere difficile distinguere le raccomandazioni nutrizionali basate su prove concrete da quelle che sono meramente speculative o aneddotiche.

In questo contesto, il ruolo dei professionisti della nutrizione e della comunità scientifica diventa cruciale nel fornire informazioni affidabili e accessibili, capaci di sfidare il fascino dei miti con la solidità dei fatti. Questa introduzione intende quindi gettare le basi per un viaggio informativo attraverso il vasto e talvolta nebuloso campo dell'alimentazione sportiva, con l'obiettivo di smascherare le falsità e promuovere un approccio più informato e consapevole alle scelte alimentari nel contesto sportivo.

Attraverso l'analisi critica e lo sfatamento di queste credenze popolari, ci proponiamo di armare i lettori con le conoscenze necessarie per navigare con sicurezza nel mondo dell'alimentazione sportiva, incoraggiando scelte basate non sul sentito dire, ma su evidenze convalidate. In definitiva, questa esplorazione mira a rafforzare l'educazione nutrizionale degli atleti, consentendo loro di ottimizzare le prestazioni e il recupero attraverso decisioni alimentari consapevoli e fondate.

Sfatiamo alcune credenze popolari

Nel vasto e complesso universo dell'alimentazione sportiva, la distinzione tra ciò che è mito e ciò che è supportato da solide evidenze scientifiche può risultare particolarmente sfuggente. Le credenze sull'alimentazione si intrecciano strettamente con le pratiche atletiche, influenzando decisioni che vanno dalla scelta degli alimenti alla pianificazione dei pasti, spesso con radici profonde nella tradizione e nella cultura sportiva. Queste convinzioni, trasmesse di generazione in generazione, possono diventare veri e propri dogmi, accettati senza remora da atleti di ogni disciplina e livello.

Tali credenze, benché possano fornire un senso di sicurezza e contribuire al senso di appartenenza a una comunità, possono altresì nascondere insidie. Gli atleti, nella loro incessante ricerca di miglioramento e di superamento dei propri limiti, potrebbero ritrovarsi a seguire consigli obsoleti o addirittura controproducenti, allontanandosi così dai percorsi più efficaci per il raggiungimento della performance ottimale e del benessere a lungo termine.

L'obiettivo, quindi, è duplice: da un lato, smascherare i falsi miti che possono ostacolare le prestazioni e la salute degli atleti; dall'altro, fornire raccomandazioni pratiche e basate sull'evidenza che possano guidare verso scelte alimentari più consapevoli e funzionali agli obiettivi sportivi.

In questo contesto, esamineremo una serie di temi caldi nell'alimentazione sportiva, dai presunti benefici di specifici "superalimenti" alla demonizzazione di interi gruppi di nutrienti, come i carboidrati. Analizzeremo le origini di queste credenze, cercando di comprendere perché alcune di esse abbiano preso piede nonostante la mancanza di fondamento scientifico, e quali siano i fattori psicologici e sociali che contribuiscono alla loro diffusione.

Attraverso questo percorso di esplorazione e riflessione, aspiriamo non solo a sfatare i miti più tenaci ma anche a promuovere un approccio più razionale e informato all'alimentazione sportiva. L'intenzione è quella di spostare il focus dalle soluzioni rapide e spesso illusorie offerte da diete di moda e consigli non qualificati, verso un approccio olistico che consideri l'atleta nella sua interezza: un essere complesso, con esigenze nutrizionali specifiche che dipendono da una moltitudine di fattori, inclusi il tipo di sport praticato, l'intensità e la durata dell'allenamento, le condizioni di salute preesistenti, e non da ultimo, le preferenze personali e le esigenze psicologiche.

1. Le proteine come unico credo

L'idea che un elevato consumo di proteine sia la chiave universale per il successo atletico e la crescita muscolare è profondamente radicata nella cultura dello sport e del fitness. Questo concetto ha guadagnato particolare trazione tra gli atleti maschi, molti dei quali vedono nei supplementi proteici il segreto per ottenere risultati rapidi e tangibili in termini di forza e massa muscolare. La promessa di guadagni muscolari rapidi e notevoli spinge non pochi a consumare quantità di proteine ben oltre il loro fabbisogno nutrizionale, spesso a scapito di altri aspetti cruciali della nutrizione sportiva.

La realtà, tuttavia, è più complessa e meno incline a soluzioni rapide. La ricerca nel campo della nutrizione sportiva ha chiarito che, mentre le proteine sono indiscutibilmente vitali per il recupero muscolare e la sintesi proteica, il loro consumo deve essere attentamente bilanciato. Il corpo umano beneficia di un adeguato apporto proteico, ma esiste un limite massimo oltre il quale ulteriori proteine non si traducono in vantaggi addizionali. Questo fenomeno si spiega considerando la capacità del corpo di utilizzare le proteine per la riparazione e la costruzione dei muscoli: una volta soddisfatte queste necessità, l'eccesso di proteine non viene utilizzato per ulteriori guadagni muscolari, ma può essere convertito in energia o immagazzinato come grasso.

Inoltre, il consumo eccessivo di proteine, soprattutto quando proviene da fonti supplementari come polveri e barrette, può esercitare una pressione aggiuntiva sui reni, incaricati di filtrare e eliminare i prodotti di scarto del metabolismo proteico. Questo sovraccarico può diventare una preoccupazione per la salute a lungo termine, soprattutto in assenza di una sufficiente idratazione. Allo stesso modo, una dieta sbilanciata verso un elevato apporto proteico può comportare una ridotta assunzione di altri nutrienti fondamentali, come i carboidrati complessi, essenziali per il rifornimento energetico, e una varietà di vitamine e minerali, indispensabili per un'ampia gamma di funzioni biologiche.

Le raccomandazioni dell'International Society of Sports Nutrition offrono una guida pratica, suggerendo un apporto proteico giornaliero tra 1.4 e 2.0 grammi per chilogrammo di peso corporeo per la maggior parte degli atleti. Questo intervallo è stato determinato per massimizzare i benefici legati al recupero muscolare e alla sintesi proteica, senza incorrere nei rischi associati a un eccessivo consumo. È importante sottolineare che queste raccomandazioni possono variare a seconda dell'intensità e della frequenza dell'attività fisica, nonché delle specifiche esigenze individuali.

Affrontare e sfatare questo mito richiede un approccio informato, basato sull'educazione e sulla comprensione dei principi fondamentali della nutrizione sportiva. Gli atleti devono essere incoraggiati a valutare criticamente le proprie pratiche nutrizionali, adottando un approccio più equilibrato che riconosca l'importanza di tutti i macronutrienti e micronutrienti. La chiave per una nutrizione sportiva ottimale non risiede in un singolo componente, ma in una dieta varia e bilanciata, arricchita, se necessario, da integratori scelti con consapevolezza e utilizzati in modo responsabile. In questo contesto, il ruolo dei professionisti della nutrizione è fondamentale nel fornire orientamento e supporto basati sull'evidenza, aiutando gli atleti a navigare attraverso il mare di informazioni e a costruire regimi alimentari che sostengano i loro obiettivi di salute e performance

2. Il salto dei pasti

Una credenza popolare particolarmente diffusa tra gli atleti è l'idea che saltare i pasti, in particolare la colazione, possa essere una strategia efficace per migliorare la performance e gestire il peso. Questo mito si basa sull'assunzione che, riducendo l'apporto calorico o allenandosi a digiuno, il corpo possa bruciare più grassi e diventare più efficiente dal punto di vista energetico. Tuttavia, questa convinzione trascura importanti aspetti fisiologici e può avere effetti controproducenti sulla salute e sulle prestazioni atletiche.

Saltare i pasti, specialmente la colazione, può portare a una serie di conseguenze negative per gli atleti. Primo tra tutti, l'omissione di pasti può causare significative fluttuazioni dei livelli di glucosio nel sangue, portando a cali di energia, concentrazione ridotta e, a lungo termine, a una riduzione della capacità di allenamento. Iniziare la giornata con un pasto nutriente aiuta a stabilizzare i livelli di zucchero nel sangue, fornendo l'energia necessaria per affrontare sia gli allenamenti mattutini sia le attività della giornata. Inoltre, il consumo regolare di pasti ben bilanciati è cruciale per garantire un apporto continuo di nutrienti essenziali necessari per il recupero muscolare, il mantenimento della massa magra e il supporto delle funzioni fisiologiche. Saltare i pasti può compromettere l'assunzione di tali nutrienti, rallentando i processi di recupero e potenzialmente influenzando negativamente la composizione corporea.

Dal punto di vista psicologico, il digiuno prolungato può aumentare il senso di fame e portare a scelte alimentari meno salutari o a episodi di alimentazione eccessiva in seguito, compromettendo così gli obiettivi nutrizionali e di performance. Inoltre, la costante preoccupazione per il cibo e l'apporto calorico può generare stress aggiuntivo, distrarre dalla concentrazione sugli obiettivi di allenamento e ridurre il piacere associato all'attività fisica e al cibo stesso.

La ricerca scientifica supporta l'importanza di una nutrizione regolare e bilanciata, sottolineando che per la maggior parte degli atleti, specialmente quelli impegnati in allenamenti regolari e intensi, consumare pasti frequenti e nutrienti attraverso la giornata facilita una performance ottimale e un recupero efficiente. In particolare, una colazione ricca di carboidrati complessi, proteine di qualità e grassi salutari può fornire l'energia e i nutrienti necessari per sostenere gli sforzi atletici e promuovere la salute generale.

Sfatare il mito del salto dei pasti come strategia per migliorare la performance e la gestione del peso richiede una comprensione olistica dell'importanza della regolarità nutrizionale e del suo impatto sulla salute fisica, mentale e sulle prestazioni atletiche. Adottare un approccio equilibrato alla nutrizione, che valorizzi la qualità e la regolarità dei pasti, è fondamentale per sostenere gli atleti nel loro percorso verso il successo e il benessere.

3. Le credenze sul fisico femminile

La preoccupazione di sviluppare una muscolatura eccessiva e di compromettere la femminilità attraverso l'allenamento con i pesi e una nutrizione mirata è un timore comune tra molte atlete femminili. Questa paura si radica in stereotipi culturali e in una comprensione incompleta della fisiologia femminile, portando spesso a evitare regimi di allenamento e strategie nutrizionali che, invece, potrebbero offrire significativi benefici in termini di salute, prestazioni e benessere generale.

Le differenze endocrine tra uomini e donne giocano un ruolo cruciale nella risposta dell'organismo all'allenamento di resistenza e alla nutrizione. In particolare, i livelli relativamente bassi di testosterone nelle donne rispetto agli uomini rendono l'ipertrofia muscolare (l'aumento della massa muscolare) un processo molto più graduale e contenuto per le atlete femminili. Questo significa che, pur seguendo programmi di allenamento intensivi e adottando strategie nutrizionali ottimali, le donne non sperimentano un aumento della massa muscolare al punto da compromettere la femminilità o l'estetica corporea, una preoccupazione spesso espressa. Piuttosto, l'integrazione di allenamenti con i pesi e una dieta equilibrata arricchita di macronutrienti essenziali – proteine per la riparazione e la costruzione muscolare, carboidrati per un'energia sostenuta e grassi salutari per funzioni vitali, inclusa la produzione ormonale – può portare a miglioramenti significativi nella forza, nella resistenza e nella composizione corporea. Questi cambiamenti non solo potenziano le prestazioni sportive ma contribuiscono anche a una salute migliore, riducendo il rischio di infortuni, migliorando la densità ossea e aumentando il metabolismo basale.

La resistenza muscolare e la tonicità che derivano da un allenamento di forza ben strutturato promuovono una silhouette scolpita e definita, piuttosto che un aspetto eccessivamente muscoloso. Inoltre, la forza e la fiducia guadagnate attraverso l'allenamento con i pesi possono avere impatti positivi sulla percezione del proprio corpo e sull'autostima, sfidando le convenzioni su ciò che significa essere forti e femminili.

Tuttavia, il superamento di questi miti richiede un'educazione continua e un dialogo aperto. È fondamentale che le atlete femminili abbiano accesso a informazioni accurate e basate sull'evidenza scientifica riguardo i benefici dell'allenamento di resistenza e di una nutrizione bilanciata. Allenatori, nutrizionisti e altri professionisti del fitness svolgono un ruolo chiave nell'offrire supporto e consulenza, incoraggiando le donne a esplorare una gamma più ampia di opzioni di allenamento e strategie nutrizionali senza timore.

In definitiva, superare il mito che l'allenamento con i pesi e una dieta ricca di nutrienti possano portare a una massa muscolare eccessiva nelle donne richiede un cambio di paradigma culturale e un riconoscimento del potenziale intrinseco dell'allenamento di forza e della nutrizione ottimale nel migliorare la vita e le prestazioni sportive delle donne. Questo passaggio non solo apre la strada a miglioramenti fisici e funzionali ma contribuisce anche a un più ampio movimento verso l'empowerment femminile nello sport e oltre.

4. L'ombra oscura dei Carboidrati

L'opinione diffusa che i carboidrati siano dannosi per le prestazioni atletiche e per il raggiungimento di una composizione corporea ideale ha portato a un cambiamento significativo nei regimi alimentari di numerosi sportivi, con un marcato spostamento verso diete ricche di proteine e grassi. Questa tendenza, alimentata da mode dietetiche e interpretazioni errate di studi isolati, ha oscurato il ruolo fondamentale che i carboidrati svolgono nel supportare l'attività fisica, soprattutto quella ad alta intensità e di endurance.

I carboidrati fungono da principale fonte di energia per l'esercizio, soprattutto quando le attività superano i brevi sforzi anaerobici. Durante l'esercizio prolungato, i muscoli si affidano in gran parte al glicogeno, la forma immagazzinata di carboidrati, per sostenere livelli di prestazione ottimali. La riduzione drastica dell'apporto di carboidrati può quindi portare a una rapida deplezione delle riserve di glicogeno muscolare, con conseguente calo della prestazione, affaticamento precoce e ridotta capacità di recupero.

Oltre all'impatto sulla performance atletica, la riduzione eccessiva dei carboidrati può avere effetti negativi sulla salute complessiva. I carboidrati non sono solo una fonte di energia; sono anche veicoli di nutrienti essenziali e fibre, fondamentali per il corretto funzionamento del sistema digestivo e per la prevenzione di malattie croniche. Di conseguenza, una dieta povera di carboidrati può portare a carenze nutrizionali, alterazioni del metabolismo e problemi gastrointestinali, compromettendo sia la salute a lungo termine sia la capacità di sostenere un allenamento efficace. La ricerca scientifica ha ripetutamente dimostrato che, piuttosto che eliminare i carboidrati, gli atleti trarrebbero maggior beneficio da un approccio bilanciato che moduli l'apporto di carboidrati in base alla fase dell'allenamento, all'intensità dell'attività e agli obiettivi personali. Ad esempio, un incremento dei carboidrati può essere vantaggioso nei giorni di allenamento intensivo o in preparazione a una competizione per massimizzare le riserve di glicogeno, mentre una riduzione può essere appropriata durante i periodi di attività ridotta per regolare l'apporto calorico complessivo. Inoltre, è fondamentale considerare la qualità dei carboidrati consumati. Carboidrati complessi provenienti da cereali integrali, frutta, verdura e legumi offrono una liberazione più lenta e sostenuta di energia, oltre a fornire fibre, vitamine e minerali essenziali per il mantenimento della salute e il supporto delle prestazioni. Al contrario, i carboidrati semplici e raffinati possono causare picchi rapidi di glucosio nel sangue seguiti da crolli energetici, nonché contribuire a una salute metabolica subottimale se consumati in eccesso.

5. I cibi miracolosi

L'ascendente dei cosiddetti "superalimenti" e delle diete miracolose, spesso etichettate come scorciatoie verso il successo atletico, ha indubbiamente complicato il panorama della nutrizione sportiva. La promessa di benefici straordinari derivanti dal consumo di specifici alimenti o dall'adesione a particolari regimi alimentari ha generato aspettative irrealistiche e, in molti casi, ha distolto l'attenzione dalle fondamenta di una nutrizione realmente efficace.

I "superalimenti", sebbene possano essere ricchi di nutrienti e antiossidanti, sono diventati oggetto di un'enfasi eccessiva, dando luogo alla credenza errata che la loro assunzione possa compensare carenze nutrizionali più ampie o sbloccare livelli di prestazione precedentemente inaccessibili. Questa visione riduttiva ignora il principio fondamentale che nessun alimento singolo, per quanto nutrizionalmente denso, può fornire l'intero spettro di vitamine, minerali, macronutrienti e fitonutrienti necessari per supportare una salute ottimale e una performance atletica elevata.

Allo stesso modo, le diete che promettono miglioramenti rapidi della performance o della composizione corporea spesso si basano su restrizioni estreme o su un'eccessiva enfasi su determinati gruppi di alimenti, trascurando l'importanza della varietà alimentare. Queste soluzioni rapide possono portare a squilibri nutrizionali, influenzare negativamente il metabolismo e, nel lungo termine, compromettere sia la salute che le prestazioni. La chiave per navigare con successo in questo mare di disinformazione è adottare un approccio più equilibrato e olistico alla nutrizione, uno che valorizzi la diversità alimentare e l'adattabilità ai bisogni unici di ogni individuo. Un regime alimentare ben strutturato per un atleta dovrebbe includere una vasta gamma di alimenti, ciascuno dei quali contribuisce con differenti profili nutrizionali che lavorano in sinergia per sostenere tutti gli aspetti della salute e della performance.

Inoltre, la personalizzazione della dieta in base alle specifiche esigenze, obiettivi e preferenze individuali è fondamentale. Fattori come il tipo di sport praticato, l'intensità e la durata dell'allenamento, le condizioni fisiche preesistenti, e persino le preferenze gustative e le convinzioni etiche, devono essere considerati nella progettazione di un piano nutrizionale. Collaborare con professionisti della nutrizione può aiutare a navigare attraverso la complessità delle esigenze dietetiche e a sviluppare strategie alimentari che rispettino l'unicità di ogni atleta. Quindi, è importante riconoscere che la nutrizione è solo un aspetto di un approccio olistico al benessere e alla performance atletica. Altri fattori, come l'allenamento adeguato, il recupero, l'idratazione, il sonno e la gestione dello stress, giocano ruoli altrettanto critici. L'integrazione armoniosa di tutti questi elementi è ciò che alla fine consente agli atleti di raggiungere e mantenere il loro pieno potenziale.

Superare la disinformazione richiede un ritorno ai principi fondamentali della nutrizione sportiva: varietà, equilibrio e personalizzazione. Abbracciando un approccio basato su questi pilastri, gli atleti possono garantirsi non solo prestazioni ottimali ma anche una salute e un benessere duraturi.

Come per tutte le cose che si celano nell'ombra e sembrano spaventose, basterà fare un po' di luce per scoprire che in realtà non erano quello che sembravano. Così avviene nel mondo dei miti e delle credenze popolari sull'alimentazione sportiva: una volta esaminati alla luce della scienza e del buonsenso, molti di questi miti si rivelano meno intimidatori e decisamente più gestibili. La chiave sta nel dotarsi delle giuste conoscenze e nel sapersi avvalere di fonti affidabili che guidino attraverso il mare di informazioni, spesso contraddittorie, che caratterizzano il campo della nutrizione sportiva.

È importante ricordare che, sebbene sfatare i miti possa sembrare un compito arduo, l'accesso a informazioni corrette e basate sull'evidenza è più abbondante che mai. Atleti, allenatori e appassionati di fitness sono incoraggiati a continuare a educarsi, a porsi domande e a cercare il consiglio di professionisti qualificati. In questo modo, possono navigare con sicurezza nel panorama della nutrizione sportiva, facendo scelte informate che sostengano i loro obiettivi di salute e performance.

Come fare scelte alimentari consapevoli

Nell'ambito dell'alimentazione sportiva, dove il flusso incessante di nuove ricerche, tendenze dietetiche e consigli spesso contrastanti può creare un vero e proprio labirinto di informazioni, emerge prepotentemente la necessità di un faro che illumini la via verso scelte alimentari consapevoli. Il Capitolo 5, dedicato all'educazione nutrizionale, non si limita a offrire una semplice raccolta di direttive su cosa mangiare; piuttosto, si propone come un percorso esplorativo volto a dotare atleti e appassionati di uno strumento critico per districarsi in questo intricato panorama, incoraggiando un approccio più riflessivo e personalizzato alla nutrizione sportiva.

In un'era in cui siamo costantemente bombardati da una sovrabbondanza di dati, distinguere tra consigli nutrizionali solidi e mode effimere diventa una competenza cruciale. Questo capitolo mira a equipaggiare i lettori con una solida comprensione dei principi nutrizionali, promuovendo al contempo una visione globale che riconosca le specificità e le esigenze individuali di ciascuno. L'obiettivo è elevare i lettori da semplici destinatari di informazioni a veri e propri architetti del proprio benessere nutrizionale.

La nostra intenzione è di trascendere la tradizionale narrativa sul "cosa mangiare", per abbracciare una prospettiva più ampia che indaghi il "come e perché" fare scelte alimentari informate. Questo processo richiede non solo un'acquisizione di conoscenze, ma anche un'immersione in un processo di auto-scoperta e di sperimentazione consapevole, per scoprire quali strategie alimentari risuonano maggiormente con il proprio corpo e i propri obiettivi. Affrontare questo viaggio richiede un impegno a riflettere criticamente sulle proprie abitudini, a rimanere aperti al cambiamento e a integrare nuove scoperte in un regime alimentare che sia non solo nutrizionalmente adeguato, ma anche allineato con il proprio stile di vita e i propri valori. In questo contesto, vengono esplorati temi come l'influenza dell'ambiente, la tecnologia come alleato nella gestione della dieta, l'importanza della mindfulness nel rapporto con il cibo e il ruolo dell'educazione nella demistificazione dei miti nutrizionali.

Dunque, come un invito ad avventurarsi in un percorso di crescita personale, dove ogni decisione alimentare si trasforma in un'opportunità per nutrire non solo il fisico, ma anche la mente e lo spirito. Questa esplorazione non si limita a ottimizzare le performance sportive, ma si estende a valorizzare ogni aspetto dell'esistenza dell'individuo, guidandolo verso una salute ottimale, un benessere duraturo e una profonda soddisfazione interiore. Attraverso questo cammino, i lettori saranno incoraggiati a costruire un rapporto più armonioso e consapevole con il cibo, riconoscendo il suo potere di sostenere non solo le ambizioni atletiche, ma anche di arricchire la vita in tutte le sue sfaccettature.

Psicologia della Nutrizione Sportiva

La psicologia della nutrizione sportiva rappresenta un campo affascinante e complesso, dove la mente e il corpo si intrecciano in un dialogo continuo che influenza profondamente le scelte alimentari degli atleti. Comprendere come la mentalità, le percezioni e le credenze influenzino il comportamento alimentare può offrire preziose intuizioni per ottimizzare la nutrizione e, di conseguenza, le prestazioni sportive.

Autoefficacia e Nutrizione

L'autoefficacia, intesa come la fiducia nelle proprie capacità di implementare e mantenere comportamenti alimentari sani, rappresenta una pietra miliare nel percorso verso un'alimentazione ottimale, specialmente nel contesto sportivo. Gli atleti che possiedono un forte senso di autoefficacia sono generalmente più capaci di navigare attraverso le sfide dietetiche quotidiane, mantenendo una rotta coerente verso i loro obiettivi nutrizionali. Questa fiducia deriva non solo dalla consapevolezza delle proprie capacità, ma anche dalla resilienza nell'affrontare e superare eventuali contrattempi.

Il rafforzamento dell'autoefficacia richiede un approccio multifattoriale. Oltre a stabilire obiettivi incrementali e tangibili, è cruciale incoraggiare la riflessione personale sui progressi compiuti. Gli atleti possono beneficiare della registrazione giornaliera o settimanale dei loro successi alimentari, anche quelli piccoli, come scegliere uno spuntino sano al posto di un'opzione meno nutritiva o idratarsi adeguatamente durante la giornata. Questo esercizio di auto-osservazione può aumentare la consapevolezza delle proprie capacità e rinforzare la motivazione intrinseca. Allo stesso modo, la rete sociale gioca un ruolo significativo nel rafforzamento dell'autoefficacia. Il supporto di allenatori, compagni di squadra, amici e familiari può fornire un ulteriore livello di incoraggiamento e responsabilizzazione. Condividere obiettivi e progressi con persone che comprendono e supportano il percorso nutrizionale può aumentare la fiducia in sé e la determinazione a superare le difficoltà.

L'adozione di un mindset di crescita, che abbraccia l'apprendimento continuo e la flessibilità di fronte ai cambiamenti, è fondamentale. Gli atleti dovrebbero essere incoraggiati a vedere ogni esperienza, positiva o negativa, come un'opportunità di apprendimento. Comprendere che le scelte alimentari non devono essere perfette ogni giorno, ma che ogni piccolo passo conta verso il miglioramento complessivo, può ridurre la pressione e promuovere un approccio più sostenibile e gratificante alla nutrizione.

Superare le Barriere Psicologiche

Le barriere psicologiche che ostacolano una sana alimentazione possono rappresentare una sfida significativa per molti atleti, influenzando non solo il loro benessere fisico ma anche le prestazioni sportive. Questi ostacoli spesso radicati nella psiche richiedono un approccio delicato e comprensivo che vada oltre la semplice prescrizione di diete o regimi alimentari. Un supporto psicologico mirato, che può includere la consulenza con un terapista o uno psicologo specializzato in problemi alimentari, si rivela spesso indispensabile per affrontare le radici più profonde di tali barriere, che possono originarsi da esperienze passate, stress, ansia o immagine corporea distorta. L'educazione nutrizionale svolge un ruolo complementare cruciale, fornendo le conoscenze necessarie per sfatare miti e credenze infondate riguardo al cibo e all'alimentazione. Questo processo educativo dovrebbe essere personalizzato e adattato alle specificità dell'individuo, tenendo conto delle sue esigenze, dei suoi obiettivi e del suo background culturale e sociale. La comprensione dei principi di una dieta equilibrata, insieme alla consapevolezza degli effetti dei vari nutrienti sul corpo e sulla mente, può potenziare gli atleti nel prendere decisioni alimentari più informate e salutari. Inoltre, l'impiego di tecniche di journaling alimentare offre un metodo efficace per monitorare e riflettere sulle proprie abitudini e preferenze alimentari, così come sulle circostanze o emozioni che guidano le scelte alimentari. Questo strumento di auto-osservazione può rivelare pattern inaspettati e stimolare una maggiore autoconsapevolezza, facilitando la modifica di comportamenti indesiderati.

La pratica della mindfulness, che incoraggia una presenza mentale e un'attenzione focalizzata durante i pasti, può trasformare profondamente il rapporto con il cibo. Attraverso la mindfulness, gli atleti possono imparare a gustare pienamente ogni boccone, ad ascoltare i segnali di fame e sazietà del corpo e a distinguere la fame fisica da quella emotiva, contribuendo così a ridurre episodi di alimentazione impulsiva o emotiva. Infine, la costruzione di un solido sistema di supporto sociale, che includa familiari, amici, allenatori e compagni di squadra, è fondamentale per sostenere gli atleti nel loro percorso verso una sana alimentazione. La condivisione di esperienze, sfide e successi può non solo alleviare il peso emotivo delle difficoltà alimentari, ma anche ispirare e motivare ad adottare e mantenere abitudini più salutari.

Come abbiamo visto, superare le barriere psicologiche alla sana alimentazione richiede un'integrazione di supporto psicologico, educazione nutrizionale, tecniche di auto-riflessione come il journaling e la mindfulness, e un forte sistema di supporto sociale. Questo approccio olistico può abilitare gli atleti a sviluppare un rapporto più sano e gratificante con il cibo, rafforzando la loro capacità di nutrirsi in modo che sostenga sia il loro benessere fisico che psicologico.

La Relazione tra Stress e Alimentazione

Lo stress, un fenomeno ubiquitario nella vita di tutti, atleti compresi, esercita una notevole influenza sulle scelte alimentari e sui comportamenti correlati. Quando la pressione si intensifica, sia per le aspettative legate alle prestazioni sportive sia per i fattori esterni della vita quotidiana, il cibo può trasformarsi in una fonte di conforto temporaneo. Questo ricorso all'alimentazione come strategia di coping può portare a decisioni impulsive, spingendo verso cibi ad alto contenuto calorico ma nutrizionalmente poveri, contribuendo così a instaurare cicli di alimentazione emotiva che possono avere effetti deleteri sulla salute fisica e le prestazioni atletiche.

Affrontare la radice di questa dinamica, lo stress, richiede un approccio multidimensionale. La pratica regolare di tecniche di rilassamento, come la meditazione guidata o lo yoga, può offrire potenti strumenti per ristabilire un senso di calma e ridurre i livelli di stress percepito. Queste pratiche aiutano a centrare la mente, promuovendo una maggiore consapevolezza interiore che può traslare in scelte alimentari più consapevoli e intenzionali. Le tecniche di respirazione profonda, in particolare, offrono un metodo immediatamente accessibile per gestire le reazioni acute allo stress. L'apprendimento di come controllare e rallentare la respirazione può non solo mitigare la risposta allo stress in tempo reale ma anche incrementare la capacità di affrontare situazioni stressanti future con maggiore equanimità. L'integrazione dell'attività fisica come strumento di gestione dello stress è altresì fondamentale. Sebbene gli atleti siano per definizione già impegnati in regimi di allenamento, identificare forme di movimento che siano percepite meno come "allenamento" e più come "piacere" o "rilassamento" può contribuire a diversificare l'approccio all'esercizio e sfruttare i suoi benefici anti-stress.

Oltre a queste pratiche, l'adozione di un approccio alimentare di questo tipo può migliorare significativamente la relazione con il cibo in periodi di stress. Mangiare in modo consapevole, prestando piena attenzione alle sensazioni fisiche di fame e sazietà e all'esperienza sensoriale del mangiare, può aiutare a interrompere il ciclo di alimentazione emotiva e a ristabilire un rapporto più equilibrato e soddisfacente con il cibo. Infine, il supporto di un professionista, come un nutrizionista o uno psicologo specializzato in problemi alimentari, può fornire strumenti personalizzati e strategie su misura per affrontare le sfide specifiche legate allo stress e all'alimentazione.

Riconoscere e affrontare la complessa interazione tra stress e alimentazione è fondamentale per gli atleti che desiderano ottimizzare sia il proprio benessere generale sia le prestazioni sportive. Implementando tecniche di gestione dello stress, esplorando pratiche di consapevolezza e cercando supporto professionale quando necessario, è possibile superare gli ostacoli imposti dallo stress e promuovere una relazione più sana e gratificante con il cibo.

L'Influenza del Contesto Sociale

Il contesto sociale gioca un ruolo determinante nel modellare le abitudini e le scelte alimentari degli atleti, fungendo da catalizzatore per comportamenti sia costruttivi sia distruttivi. La pressione esercitata da gruppi di pari, l'influenza degli allenatori, e le dinamiche familiari possono notevolmente orientare le preferenze e le decisioni alimentari, a volte in modi sottili ma profondamente significativi.

Un ambiente sociale che valorizza la salute e il benessere può facilitare l'adozione di pratiche alimentari sane. Ad esempio, gruppi di allenamento o squadre che condividono pasti equilibrati o discutono apertamente di strategie nutrizionali possono rafforzare l'impegno individuale verso una sana alimentazione. La presenza di modelli di ruolo all'interno di questi gruppi, come allenatori o atleti senior che praticano abitudini alimentari positive, può ispirare gli altri membri a seguire il loro esempio. D'altra parte, la pressione sociale può anche manifestarsi in forma negativa, ad esempio attraverso la glorificazione di diete estreme o la stigmatizzazione di certi alimenti o comportamenti alimentari. In questi casi, l'atleta può sentirsi obbligato a conformarsi a standard alimentari potenzialmente dannosi per evitare l'esclusione sociale o per ottenere approvazione.

La famiglia, in particolare, esercita un'influenza fondamentale fin dai primi stadi della vita, instillando convinzioni e abitudini che possono persistere nel tempo. Le pratiche alimentari familiari, le tradizioni culinarie e persino le conversazioni che avvengono a tavola giocano un ruolo cruciale nello sviluppo del rapporto di un individuo con il cibo. Per navigare con successo in questo paesaggio sociale complesso, è fondamentale sviluppare una forte autoconsapevolezza e fiducia nelle proprie scelte alimentari. Gli atleti possono trarre vantaggio dall'istruzione nutrizionale per rafforzare le loro convinzioni e sentirsi più sicuri nel prendere decisioni alimentari che rispecchino i loro bisogni e obiettivi individuali, indipendentemente dalle pressioni esterne.

Inoltre, promuovere un dialogo aperto e costruttivo all'interno dei gruppi di pari e delle famiglie sull'importanza di una nutrizione equilibrata e sull'identificazione e superamento di potenziali ostacoli alimentari può contribuire a creare un ambiente più inclusivo e supportivo. Questo scambio può non solo educare ma anche demistificare molti aspetti della nutrizione sportiva, promuovendo una maggiore comprensione e tolleranza delle diverse esigenze e preferenze alimentari. Il contesto sociale, quindi, è un fattore influente e pervasivo che incide profondamente sulle abitudini alimentari degli atleti. Attraverso la creazione di ambienti di supporto, la promozione di una comunicazione aperta e l'affermazione dell'autoconsapevolezza e dell'autonomia nelle scelte alimentari, è possibile mitigare gli effetti negativi della pressione sociale e promuovere un approccio più salutare e bilanciato alla nutrizione.

Educazione e Empowerment

L'educazione nutrizionale non si limita semplicemente alla trasmissione di conoscenze; si tratta piuttosto di un processo di empowerment che abilita gli atleti a prendere decisioni consapevoli e autonome riguardo alla propria alimentazione. Attraverso workshop, seminari e consulenze individualizzate, gli atleti possono acquisire una comprensione approfondita dei principi della nutrizione sportiva, apprendendo come applicare queste informazioni in modo pratico nella loro vita quotidiana.

Questo processo educativo dovrebbe enfatizzare non solo l'importanza di una dieta equilibrata e variata ma anche il ruolo cruciale che la nutrizione gioca nel supportare le prestazioni atletiche, il recupero e la salute generale. Sfatando i miti e le mode passeggere che spesso circondano l'alimentazione sportiva, l'educazione nutrizionale può aiutare a sviluppare una mentalità critica che consente agli atleti di valutare le fonti di informazione e di distinguere i consigli basati su evidenze scientifiche da quelli meno affidabili. Oltre alla conoscenza teorica, l'educazione nutrizionale dovrebbe includere componenti pratiche che incoraggino gli atleti a sperimentare con alimenti e ricette, a comprendere il valore nutrizionale dei vari ingredienti e a sviluppare abilità culinarie che possono sostenere uno stile di vita attivo. Questo approccio pratico può aumentare la fiducia degli atleti nella loro capacità di preparare pasti salutari e gustosi, rendendo la sana alimentazione una parte integrante e piacevole della loro routine.

L'empowerment attraverso l'educazione nutrizionale dovrebbe anche affrontare la gestione delle sfide, come il mangiare fuori, viaggiare o affrontare situazioni sociali che possono presentare ostacoli a una sana alimentazione.

Fornire strategie e suggerimenti per navigare in queste situazioni può aiutare gli atleti a mantenere coerenza e flessibilità nelle loro scelte alimentari, senza compromettere i loro obiettivi nutrizionali o sportivi. Inoltre, l'incoraggiamento all'auto-riflessione e alla valutazione personale delle abitudini alimentari può promuovere un maggiore coinvolgimento e responsabilità personale nel processo di alimentazione. Questo coinvolgimento attivo non solo aumenta la probabilità di adesione a lungo termine a pratiche alimentari sane ma contribuisce anche a un senso di realizzazione e soddisfazione personale.

L'educazione e l'empowerment nutrizionali forniscono gli strumenti e la fiducia necessari per affrontare il panorama complesso della nutrizione sportiva con competenza e autonomia. Attraverso un mix equilibrato di conoscenze teoriche e applicazioni pratiche, gli atleti possono essere guidati verso un percorso di scelte alimentari informate che supportano non solo le loro prestazioni e i loro obiettivi sportivi ma anche il loro benessere complessivo.

Tecnologie e App per la Nutrizione

L'evoluzione tecnologica ha radicalmente trasformato il modo in cui gli atleti possono approcciarsi alla nutrizione sportiva, offrendo strumenti innovativi per monitorare l'apporto alimentare, valutare le prestazioni e rimanere motivati nel perseguimento dei propri obiettivi nutrizionali. Le app di monitoraggio alimentare e i dispositivi indossabili rappresentano alcune delle soluzioni più avanzate in questo campo, ciascuna con potenziali benefici e limitazioni.

App di Monitoraggio Alimentare

Le app di monitoraggio alimentare consentono agli utenti di registrare il consumo di cibo e liquidi, fornendo un feedback immediato su macro e micronutrienti, calorie ingerite e altri dati dietetici cruciali. Questi strumenti possono aiutare gli atleti a mantenere una dieta bilanciata, identificando eventuali carenze nutrizionali o eccessi alimentari. Molte app offrono anche funzionalità avanzate, come la scansione dei codici a barre degli alimenti, suggerimenti per pasti salutari e la possibilità di sincronizzarsi con altri dispositivi per un'integrazione più ampia delle informazioni sulla salute.

Pro:

- Consente un monitoraggio preciso dell'apporto calorico e nutritivo.
- Fornisce feedback immediato e visivo, facilitando la comprensione dell'impatto delle scelte alimentari.
- Aiuta a stabilire e mantenere abitudini alimentari coerenti attraverso promemoria e obiettivi personalizzabili.

Contro:

- Richiede un impegno costante per l'inserimento accurato dei dati, che può diventare oneroso.
- Potrebbe indurre ansia o comportamenti ossessivi riguardo il conteggio delle calorie e la composizione dei pasti.

- La precisione dei dati dipende dalla correttezza delle informazioni inserite dall'utente e dalla qualità del database alimentare dell'app.

Dispositivi Indossabili

I dispositivi indossabili, come smartwatch e fitness tracker, si sono evoluti fino a includere funzionalità per il monitoraggio non solo dell'attività fisica ma anche di aspetti legati alla nutrizione, come l'idratazione e il consumo calorico stimato. Questi dispositivi possono sincronizzarsi con app di monitoraggio alimentare per fornire una panoramica completa dello stato di salute e del benessere dell'atleta.

Pro:

- Offrono un monitoraggio continuo e integrato delle attività fisiche e delle abitudini alimentari.
- Motivano attraverso sistemi di notifiche, obiettivi quotidiani e competizioni amichevoli con altri utenti.
- Forniscono dati utili per correlare direttamente l'alimentazione con le prestazioni fisiche e il recupero.

Contro:

- Possono essere costosi e richiedere aggiornamenti frequenti.
- Le stime caloriche e di altri parametri possono non essere sempre precise, portando a possibili fraintendimenti o uso improprio dei dati.
- La dipendenza da dispositivi tecnologici potrebbe ridurre l'attenzione agli aspetti più qualitativi e intuitivi dell'alimentazione.

Riflessioni sull'Uso della Tecnologia nella Gestione della Dieta

L'uso di tecnologie e app per la nutrizione deve essere bilanciato con una comprensione profonda delle proprie esigenze individuali e obiettivi. Se da un lato queste soluzioni possono offrire supporto e struttura, dall'altro è fondamentale evitare che diventino fonti di stress o che sostituiscano il giudizio personale e l'ascolto del proprio corpo. Gli atleti dovrebbero utilizzare la tecnologia come un complemento alla propria conoscenza nutrizionale, non come sostituto.

Mentre le tecnologie e le app per la nutrizione offrono opportunità entusiasmanti per migliorare la dieta e le prestazioni atletiche, è essenziale adottarle con consapevolezza, integrandole in un approccio più ampio che valorizzi sia i dati sia l'intuito personale. Educarsi sull'uso ottimale di queste risorse e considerare i potenziali pro e contro può aiutare gli atleti a trarne il massimo beneficio, promuovendo al contempo uno stile di vita salutare e sostenibile.

Cucina Creativa per Atleti

La "Cucina Creativa per Atleti" rappresenta una fusione entusiasmante tra l'arte culinaria e la scienza della nutrizione sportiva, offrendo agli atleti un approccio innovativo per soddisfare le loro esigenze nutrizionali specifiche senza rinunciare al piacere del cibo. Questo sottocapitolo è dedicato a ispirare la preparazione di pasti e spuntini non solo ricchi di nutrienti ma anche piacevoli al palato, trasformando la cucina in un luogo di sperimentazione, scoperta e gioia.

L'Importanza della Variazione

La varietà è un elemento chiave nella cucina per atleti. Diversificare gli ingredienti e i metodi di cottura non solo garantisce un ampio spettro di nutrienti essenziali ma previene anche la monotonia alimentare. Esplorare cucine etniche diverse, sperimentare con spezie e erbe aromatiche e variare le fonti proteiche possono rendere ogni pasto una nuova avventura culinaria. Per gli atleti, inoltre, è fondamentale bilanciare adeguatamente proteine, carboidrati, grassi e micronutrienti all'interno dei pasti. Utilizzare schemi cromatici, come il piatto arcobaleno, può essere un modo divertente per assicurare la presenza di diversi gruppi alimentari. Ad esempio, un'insalata colorata con verdure di stagione, fonti di proteine magre e un tocco di grassi salutari non solo è nutriente ma anche visivamente accattivante.

Sperimentazione in Cucina

La sperimentazione è l'anima della cucina creativa. Gli atleti possono giocare con le consistenze, i sapori e le tecniche di cottura per scoprire nuove combinazioni che soddisfino i loro gusti e requisiti nutrizionali. Ad esempio, sostituire i carboidrati raffinati con cereali integrali o pseudocereali come la quinoa può arricchire i piatti di fibre e micronutrienti essenziali. La preparazione di smoothie proteici o barrette energetiche fatte in casa offre un'alternativa personalizzabile e nutriente agli snack preconfezionati.

Una parte integrante della cucina creativa per atleti è l'educazione del palato. Abituarsi a sapori meno intensi e più naturali, come quelli di frutta, verdura e cereali integrali, può ridurre la dipendenza da zuccheri aggiunti, sale eccessivo e grassi saturi. Questo processo non solo beneficia la salute a lungo termine ma apre anche la porta a un apprezzamento più profondo per la qualità e la freschezza degli ingredienti.

Condivisione e Socialità

La cucina può anche diventare un'attività sociale, aumentando l'impegno verso una sana alimentazione. Preparare pasti con compagni di squadra, amici o familiari non solo rende il processo più divertente ma incoraggia anche lo scambio di idee, ricette e consigli nutrizionali. Organizzare serate a tema culinario o sfide di cucina salutare può stimolare la creatività e rafforzare i legami sociali.

E infine, incorporare principi di sostenibilità nella cucina per atleti non solo beneficia l'ambiente ma può anche ispirare scelte alimentari più consapevoli. Preferire ingredienti locali, di stagione e possibilmente biologici riduce l'impronta ecologica e garantisce alimenti più nutrienti e gustosi. La cucina creativa può quindi diventare un esercizio di responsabilità verso sé stessi e il pianeta. La Cucina Creativa, per gli atleti, mira a dimostrare che nutrirsi in modo sano e performante non deve essere un compito noioso o limitante. Trasformando la cucina in un laboratorio di esplorazione culinaria, gli atleti possono scoprire il piacere di mangiare bene, mantenendo al contempo un occhio di riguardo per la nutrizione ottimale. Questo sottocapitolo intende fornire l'ispirazione e le tecniche per rendere ogni pasto un'opportunità di nutrimento, piacere e scoperta.

L'Impatto dell'Ambiente Alimentare

L'ambiente alimentare, costituito da una complessa rete di influenze sociali, culturali e fisiche, gioca un ruolo significativo nel modellare le abitudini alimentari degli individui, inclusi gli atleti. Questo sottocapitolo si propone di esplorare in che modo la famiglia, gli amici, i contesti sociali e persino gli ambienti fisici in cui ci si trova possono influenzare le decisioni relative all'alimentazione. Verranno inoltre discusse strategie efficaci per affrontare queste sfide, consentendo agli atleti di mantenere una dieta equilibrata e consapevole anche in circostanze meno favorevoli.

Influenza Sociale e Culturale

Le convinzioni e le pratiche alimentari sono profondamente radicate nella cultura e nei valori sociali. Gli atleti spesso si trovano a dover navigare tra le tradizioni culinarie della famiglia e le pressioni sociali degli amici o dei compagni di squadra, che possono non essere sempre allineate con i loro obiettivi nutrizionali. La condivisione dei pasti è un potente veicolo di coesione sociale, ma può anche diventare una fonte di stress quando le opzioni disponibili sono in conflitto con il regime alimentare dell'atleta.

L'Ambiente Fisico

L'ambiente fisico, compresi i tipi di alimenti facilmente accessibili a casa, a scuola, sul lavoro o nelle vicinanze, influisce notevolmente sulle scelte alimentari. La disponibilità di cibi salutari rispetto a quelli meno nutrienti può facilitare o ostacolare gli sforzi per mantenere una dieta equilibrata. Inoltre, la pubblicità e il marketing alimentare giocano un ruolo significativo nel plasmare le percezioni e le preferenze, spesso incentivando il consumo di cibi ad alta densità calorica ma a basso valore nutritivo.

Strategie di Navigazione

Per contrastare queste influenze ambientali, gli atleti possono adottare diverse strategie proattive:

1.	Comunicazione Assertiva: Sviluppare la capacità di comunicare chiaramente le proprie esigenze nutrizionali con amici e familiari può contribuire a creare un ambiente di supporto. Essere aperti sulle proprie scelte alimentari e sulle ragioni dietro di esse può aiutare a ridurre le pressioni sociali e a incoraggiare il rispetto reciproco.

2.	Pianificazione e Preparazione: Avere sempre a disposizione opzioni salutari, preparando i pasti in anticipo o portando con sé spuntini nutrienti, può ridurre la tentazione di cedere a scelte alimentari meno ideali quando si è fuori casa o in situazioni sociali.

3.	Educare l'Ambiente: Condividere conoscenze e informazioni sulla nutrizione sportiva con il proprio circolo sociale può aiutare a creare una maggiore consapevolezza e apprezzamento per le scelte alimentari salutari, trasformando potenziali sfide in opportunità di supporto.

4.	Flessibilità Alimentare: Mentre è importante aderire a un regime alimentare bilanciato, mantenere una certa flessibilità può aiutare a gestire meglio le situazioni sociali senza compromettere il benessere psicologico. Imparare a fare scelte consapevoli senza aderire rigidamente a regole dietetiche può ridurre lo stress e promuovere un rapporto più sano con il cibo.

5.   Creazione di Ambienti Favorevoli: Gli atleti possono attivamente cercare o creare ambienti che sostengano le loro scelte alimentari, come unirsi a gruppi o club con interessi simili, frequentare ristoranti che offrono opzioni salutari o organizzare eventi sociali in cui il cibo nutriente è al centro.

L'ambiente alimentare esercita una forte influenza sulle abitudini dietetiche, ma comprendere e affrontare queste dinamiche può potenziare gli atleti nel perseguire una nutrizione ottimale. Adottando strategie consapevoli e proattive, è possibile navigare con successo in contesti sfidanti, trasformando le influenze esterne da ostacoli a alleati nel percorso verso il successo sportivo e il benessere generale.

Nutrizione e Mindfulness

La fusione tra nutrizione e mindfulness offre un approccio rivoluzionario al modo in cui viviamo l'esperienza alimentare, promuovendo un rapporto più sano e consapevole con il cibo. Questo sottocapitolo esplora come l'integrazione delle pratiche di consapevolezza possa trasformare non solo le nostre abitudini alimentari, ma anche il nostro benessere generale, migliorando la qualità della nostra vita e delle nostre prestazioni sportive.

Mindfulness e la Consapevolezza Alimentare

La mindfulness, o consapevolezza, si riferisce alla pratica di prestare piena attenzione al momento presente con un atteggiamento di apertura, curiosità e non giudizio. Quando applicata all'alimentazione, ci invita a sperimentare consapevolmente ogni aspetto del nostro pasto: il sapore, l'aroma, la consistenza e i colori degli alimenti, oltre alle sensazioni di fame e sazietà del nostro corpo.

Uno dei principali benefici della mindfulness alimentare è la capacità di affinare la percezione dei segnali fisiologici di fame e sazietà. In una società dove mangiare può diventare un'attività automatica o distratta, prendersi il tempo per ascoltare realmente il proprio corpo può prevenire sia il sovralimentazione sia il sottonutrizione. Imparare a distinguere la fame fisica da quella emotiva è fondamentale per soddisfare adeguatamente le necessità nutrizionali senza cadere nella trappola dell'alimentazione compensatoria.

Riduzione dell'Alimentazione Emotiva

L'alimentazione emotiva, ovvero il consumo di cibo in risposta a stati emotivi piuttosto che alla fame fisica, è una sfida comune per molti, inclusi gli atleti. La pratica della mindfulness può aiutare a identificare le emozioni sottostanti che spingono verso il cibo come fonte di conforto, consentendo di sviluppare strategie alternative per la gestione dello stress, dell'ansia o della tristezza, come tecniche di respirazione, meditazione o esercizio fisico. Mangiare in modo consapevole trasforma l'atto del nutrirsi in un'esperienza ricca e gratificante. Concentrarsi pienamente sul pasto, apprezzando ogni morso, non solo aumenta il piacere derivato dall'atto del mangiare ma promuove anche una maggiore gratitudine per il cibo e per il processo che porta gli alimenti dalla terra alla tavola. Questo approccio può rafforzare la connessione con il cibo come fonte di nutrimento e gioia, piuttosto che come mero carburante o oggetto di restrizione.

Pratiche di Mindfulness Alimentare

Incorporare la mindfulness nell'alimentazione può avvenire attraverso pratiche semplici ma efficaci, come fare pasti senza distrazioni elettroniche, masticare lentamente e deliberatamente, e fare pause regolari per valutare il proprio livello di sazietà durante i pasti. Inoltre, tenere un diario alimentare in cui si annotano non solo gli alimenti consumati ma anche le sensazioni emotive e fisiche associate può fornire intuizioni preziose sui modelli alimentari personali.

Per rendere la mindfulness parte integrante della routine alimentare, è utile iniziare con piccoli cambiamenti, come praticare un minuto di respirazione consapevole prima dei pasti o scegliere un pasto al giorno da consumare in totale presenza mentale. Con il tempo, questi atti di consapevolezza possono diventare abitudini radicate, estendendo i loro benefici a tutti gli aspetti dell'alimentazione e oltre.

Integrare la mindfulness nella nutrizione sportiva apre la strada a un rapporto più equilibrato e appagante con il cibo. La pratica della consapevolezza alimentare non solo migliora la gestione dell'alimentazione e la percezione del proprio corpo, ma arricchisce anche l'esperienza culinaria, contribuendo al benessere complessivo dell'atleta sia a livello fisico che mentale. In questo modo, la nutrizione trascende la mera funzione di sostentamento per diventare un pilastro fondamentale nella costruzione di uno stile di vita salutare e consapevole.

Storie di Successo e Testimonianze

La Rivoluzione Verde di Emma

Emma, una maratoneta dilettante, ha sempre lottato con la fatica e il recupero lento dopo le lunghe corse. Dopo aver consultato un nutrizionista sportivo, ha deciso di aumentare significativamente l'apporto di verdure a foglia verde e alimenti ricchi di antiossidanti nella sua dieta. In pochi mesi, ha notato un miglioramento notevole nella sua energia e nel tempo di recupero, portandola a stabilire nuovi record personali nelle sue corse. Emma attribuisce il suo successo alla "rivoluzione verde" nella sua alimentazione, sottolineando l'importanza di un apporto nutrizionale ottimale per il sostegno dell'attività fisica intensa.

Il Cambio di Marco verso le Proteine Vegetali

Marco, un giovane bodybuilder, inizialmente si affidava quasi esclusivamente alle proteine animali per costruire massa muscolare. Tuttavia, preoccupazioni sulla sostenibilità e curiosità verso le diete basate su piante lo hanno spinto a sperimentare fonti alternative di proteine. Integrando legumi, tofu e proteine del riso nella sua dieta, ha scoperto non solo di poter mantenere la sua massa muscolare, ma anche di sentirsi più leggero e meno appesantito dopo i pasti. Marco ora promuove attivamente i benefici delle proteine vegetali nella comunità del bodybuilding.

La Scoperta dell'Idratazione di Sofia

Sofia, una giocatrice di tennis professionista, ha sempre lottato con crampi e stanchezza durante i match più lunghi. Dopo aver lavorato con un team di performance atletica, ha realizzato che il suo apporto di liquidi era insufficiente per il suo livello di attività. Implementando una strategia di idratazione personalizzata, che includeva elettroliti e tempistiche specifiche per l'assunzione di liquidi, Sofia ha visto miglioramenti drastici nella sua resistenza e nelle sue prestazioni complessive. Questa trasformazione ha sottolineato per lei l'importanza vitale dell'acqua e dell'idratazione nella dieta di un atleta.

La Rinascita di Luca con il Cibo Reale

Luca, un appassionato di CrossFit, dipendeva in gran parte da barrette proteiche e integratori per la sua nutrizione. Dopo aver sperimentato problemi digestivi e stanchezza cronica, ha deciso di rivoluzionare la sua dieta concentrandosi su "cibo reale": frutta, verdura, cereali integrali e fonti proteiche magre. Questo cambiamento non solo ha risolto i suoi problemi digestivi, ma ha anche portato a un aumento dei livelli di energia e miglioramenti nelle sue prestazioni di CrossFit. Luca ora è un fermo sostenitore della semplicità e della qualità degli alimenti nella nutrizione sportiva.

La Trasformazione di Alice con la Mindfulness Alimentare

Alice, una nuotatrice competitiva, si affidava a rigide diete e conteggi calorici, il che spesso la portava a oscillare tra restrizioni e abbuffate. Introducendo pratiche di mindfulness e consapevolezza alimentare, ha iniziato a ascoltare i segnali di fame e sazietà del suo corpo, godendosi il cibo senza colpe. Questo approccio equilibrato e consapevole ha non solo migliorato il suo rapporto con il cibo, ma ha anche ottimizzato le sue prestazioni in acqua, dimostrando che un sano equilibrio mentale ed emotivo è fondamentale per il successo atletico.

Queste testimonianze, illustrano il potenziale trasformativo di scelte alimentari informate e consapevoli nell'ambito dello sport e del benessere generale, sottolineando come l'approccio individuale e il contesto personale siano cruciali nella definizione di una strategia nutrizionale ottimale

Capitolo 5 - Ricette per lo sportivo

Nel viaggio alla scoperta di un'alimentazione ottimale per gli atleti, le ricette non rappresentano semplicemente un insieme di istruzioni su come combinare ingredienti. Esse incarnano la fusione tra scienza e arte, nutrizione e piacere, performance e passione. Questo capitolo, dedicato alle ricette, è concepito come un tesoro di ispirazioni culinarie, progettato per alimentare il corpo, stimolare la mente e deliziare il palato, accompagnando gli atleti nel percorso verso la realizzazione dei loro obiettivi sportivi e del benessere complessivo.

Ogni ricetta è stata attentamente selezionata e sviluppata con un duplice scopo: fornire il giusto equilibrio di nutrienti necessari per sostenere gli allenamenti intensi, il recupero e le prestazioni ottimali, e allo stesso tempo offrire un'esperienza culinaria gratificante che celebri il gusto e la gioia del cibo. Dalle colazioni energizzanti ai pranzi ristoratori, dagli spuntini rinvigorenti alle cene ricche di nutrienti, questo capitolo è progettato per adattarsi alle diverse esigenze e preferenze, con opzioni che vanno dal semplice e veloce al sofisticato e creativo.

Le ricette qui presentate sono più di semplici piatti; sono un invito a esplorare nuovi sapori, a sperimentare con ingredienti freschi e salutari e a riscoprire il piacere di cucinare e condividere il cibo. Sia che tu sia un atleta di alto livello alla ricerca di pasti ottimizzati per la performance, sia un appassionato di fitness desideroso di integrare la tua routine di allenamento con una nutrizione adeguata, o semplicemente qualcuno che aspira a un'alimentazione più consapevole e sana, troverai in questo capitolo ricette che rispondono alle tue esigenze.

Oltre alle istruzioni passo-passo, troverai consigli su come personalizzare ogni ricetta in base alle tue specifiche esigenze nutrizionali, suggerimenti per variazioni e sostituzioni per accomodare diverse diete e preferenze, e idee per presentare i piatti in modo tale da stimolare tutti i sensi. Questo approccio vuole incoraggiare non solo la disciplina nutrizionale, ma anche la creatività e l'espressione personale attraverso il cibo.

Questo capitolo è un tributo alla potenza del cibo come fonte di vita, energia e felicità. È un promemoria che mangiare bene non significa sacrificare il gusto o il piacere; al contrario, con le giuste conoscenze e un pizzico di creatività, la nutrizione sportiva può trasformarsi in un'avventura culinaria appagante che arricchisce ogni aspetto della vita di un atleta.

Preparati quindi a intraprendere questo cammino culinario che nutrirà il tuo corpo, rallegrerà il tuo spirito e potenzierà le tue prestazioni. Le pagine seguenti sono più di un semplice capitolo di ricette; sono una celebrazione dell'alimentazione come pilastro fondamentale della vita atletica e del benessere. Buon viaggio e buon appetito!

Ricetta Sportiva: Buddha Bowl per il Recupero Muscolare

La "Buddha Bowl per il Recupero Muscolare" è un pasto completo, equilibrato e visivamente accattivante, progettato per sostenere la riparazione e il recupero muscolare dopo un'intensa sessione di allenamento. Ricca di proteine, carboidrati complessi, grassi sani, vitamine e minerali, questa ricetta è un vero e proprio toccasana per gli atleti che cercano di ottimizzare il loro recupero nutrizionale e prepararsi al meglio per la prossima sfida sportiva.

Ingredienti:

Per la Base:

- 100g di quinoa (non cotta)

- 200g di spinaci freschi
- 1 barbabietola media, cotta e tagliata a cubetti
- 1 carota media, tagliata a julienne
- 1 avocado maturo, affettato
- 100g di ceci cotti
- 1 manciata di semi di zucca tostati

Per le Proteine:

- 200g di petto di pollo, tagliato a striscioline
- 1 cucchiaino di olio extravergine di oliva
- Sale e pepe q.b.
- 1 cucchiaino di paprika dolce
- 1 cucchiaino di aglio in polvere

Per il Dressing:

- 2 cucchiai di tahini (crema di sesamo)
- 1 limone (succo)
- 1 cucchiaino di miele (o sciroppo d'acero per una versione vegana)
- Sale e pepe q.b.
- Acqua per regolare la consistenza

Procedimento:

1. Preparazione della Quinoa:

Inizia sciacquando accuratamente la quinoa sotto acqua corrente per rimuovere la saponina, che può conferirle un sapore amaro.

Porta a ebollizione una pentola d'acqua salata, aggiungi la quinoa e lascia cuocere per circa 15 minuti o fino a quando non diventa traslucida e si apre leggermente.

Scola la quinoa cotta e mettila da parte per farla raffreddare.

2. Cottura del Petto di Pollo:

Condisci le striscioline di pollo con olio d'oliva, sale, pepe, paprika e aglio in polvere, assicurandoti che siano ben ricoperte.

Scalda una padella a fuoco medio-alto e cuoci il pollo fino a quando non è dorato e completamente cotto all'interno, circa 6-8 minuti per lato.

Lascia raffreddare il pollo per qualche minuto, poi taglialo a cubetti o strisce, a seconda delle tue preferenze.

3.   Assemblaggio della Buddha Bowl:

Distribuisci equamente la quinoa raffreddata come base nelle ciotole.

Organizza gli spinaci freschi, i cubetti di barbabietola, le carote julienne, le fette di avocado e i ceci cotti attorno alla quinoa, creando un'esplosione di colori e texture.

Aggiungi il pollo cotto al centro della ciotola, creando un punto focale ricco di proteine.

Cospargi il tutto con i semi di zucca tostati per aggiungere croccantezza e un ulteriore apporto di minerali.

4.   Preparazione del Dressing:

In una piccola ciotola, unisci il tahini, il succo di limone, il miele, il sale e il pepe. Mescola bene fino a ottenere una consistenza omogenea.

Aggiungi acqua, un cucchiaino alla volta, fino a raggiungere la consistenza desiderata. Il dressing dovrebbe essere abbastanza liquido da versare facilmente, ma ancora sufficientemente cremoso.

5.   Impiattamento:

Versa il dressing preparato sopra le Buddha Bowl appena assemblate, assicurandoti di distribuirlo uniformemente per condire tutti gli ingredienti.

Servi immediatamente, invitando ciascuno a mescolare la propria ciotola prima di gustare, in modo da combinare tutti i sapori e i nutrienti in un armonioso equilibrio.

Note e Varianti:

Per una versione completamente vegetale, sostituisci il petto di pollo con tofu pressato e marinato o tempeh, aumentando così l'apporto di proteine vegetali.

Esperimenta con diversi tipi di verdure di stagione per variare il contenuto nutrizionale e il profilo di sapori delle tue Buddha Bowl.

Per un tocco esotico, aggiungi spezie come curcuma o zenzero al dressing, sfruttando le loro note benefiche antinfiammatorie e digestive.

La "Buddha Bowl per il Recupero Muscolare" non è solo un pasto; è una celebrazione della nutrizione consapevole, che dimostra come cibi nutrienti possano essere trasformati in piatti deliziosi e visivamente appaganti. Questa ricetta incarna l'ideale di una cucina che nutre il corpo, delizia i sensi e sostiene le ambizioni di ogni atleta, rendendo il percorso verso la salute e le prestazioni ottimali non solo più gustoso, ma anche incredibilmente gratificante.

Pancake Proteici ai Mirtilli con Yogurt e Noci

Per gli atleti che cercano un inizio energico e nutriente della giornata, i Pancake Proteici ai Mirtilli rappresentano una scelta eccellente. Questa ricetta combina proteine di alta qualità, carboidrati complessi e grassi sani, offrendo un pasto completo che sostiene la performance e il recupero. Inoltre, l'aggiunta di mirtilli freschi e yogurt greco non solo arricchisce il piatto di antiossidanti e probiotici ma lo rende anche irresistibilmente delizioso.

Ingredienti

Per i Pancake:

- 100g di farina d'avena
- 30g di proteine in polvere (sapore vaniglia o neutro)
- 1 banana matura, schiacciata
- 2 uova grandi (o sostituto dell'uovo per una versione vegana)
- 120ml di latte di mandorla (o altro latte a scelta)
- 1 cucchiaino di lievito in polvere
- 1 pizzico di sale
- 100g di mirtilli freschi
- Olio di cocco (per la cottura)

Per il Topping:

- 150g di yogurt greco (o alternativa vegana)
- 1 manciata di noci tritate
- Miele (o sciroppo d'acero) per dolcificare
- Mirtilli freschi aggiuntivi per guarnire

Procedimento:

1. Preparazione dell'Impasto:

In una grande ciotola, unisci la farina d'avena, le proteine in polvere, il lievito in polvere e il pizzico di sale, mescolando bene per garantire un composto omogeneo.

Aggiungi la banana schiacciata, le uova e il latte di mandorla alla miscela secca, mescolando delicatamente fino a ottenere un impasto liscio e senza grumi. L'aggiunta della banana non solo dolcifica naturalmente l'impasto ma contribuisce anche a una consistenza morbida e umida dei pancake.

Incorpora delicatamente i mirtilli freschi all'impasto, cercando di distribuirli in modo uniforme.

2.   Cottura dei Pancake:

Scalda una padella antiaderente a fuoco medio e aggiungi un leggero strato di olio di cocco per evitare che i pancake si attacchino.

Versa porzioni dell'impasto nella padella calda, formando pancake di dimensioni medie. Cuoci per circa 2-3 minuti per lato o fino a quando non diventano dorati e i bordi iniziano a sollevarsi.

Ripeti il processo fino a esaurimento dell'impasto, aggiungendo olio di cocco nella padella secondo necessità.

3.   Preparazione del Topping:

In una piccola ciotola, mescola lo yogurt greco con un filo di miele o sciroppo d'acero, secondo la preferenza di dolcezza.

Trita grossolanamente le noci, che aggiungeranno croccantezza e un ulteriore apporto di grassi sani e antiossidanti.

4.   Assemblaggio e Servizio:

Impila i pancake caldi in un piatto e versa generosamente lo yogurt dolcificato sopra di essi.

Cospargi i pancake con le noci tritate e guarnisci con mirtilli freschi aggiuntivi per una nota di freschezza e sapore.

Servi immediatamente, invitando ogni atleta a godere di un inizio di giornata nutriente, delizioso e pieno di energia.

Note e Varianti:

Per aumentare ulteriormente il contenuto proteico, puoi aggiungere un cucchiaio di burro di noci alla miscela dello yogurt o spalmare un sottile strato sui pancake prima di aggiungere lo yogurt.

Questi pancake possono essere personalizzati con una varietà di frutti, come lamponi, fragole o banane, per sperimentare con diversi sapori e benefici nutrizionali.

Per una versione completamente vegana, sostituisci le uova con un sostituto dell'uovo a base vegetale e usa yogurt e latte di origine vegetale.

I Pancake Proteici ai Mirtilli con Yogurt e Noci rappresentano un esempio perfetto di come una colazione pensata per gli sportivi possa essere al contempo nutriente, soddisfacente e squisitamente golosa. Questa ricetta è un invito ad avviare ogni giornata con un pasto che non solo nutre il corpo e supporta la performance sportiva, ma celebra anche il piacere e la gioia del buon cibo.

Salmone al Forno con Crosta di Quinoa e Insalata di Cavolo Nero

Questo piatto principale di salmone al forno con crosta di quinoa è un trionfo di sapori e nutrizione, ideale per gli atleti che cercano di ottimizzare le loro prestazioni e il recupero muscolare. Il salmone, ricco di proteine di alta qualità e acidi grassi Omega-3, si abbina perfettamente alla croccantezza della quinoa e alla freschezza dell'insalata di cavolo nero, creando un equilibrio perfetto tra gusto e salute.

Ingredienti

Per il Salmone:

- 4 filetti di salmone (circa 150g ciascuno)
- 100g di quinoa non cotta
- 2 cucchiai di senape di Dijon
- 1 cucchiaino di miele (o sciroppo d'acero)
- Sale e pepe q.b.
- Olio extravergine di oliva

Per l'Insalata di Cavolo Nero:

- 200g di cavolo nero, tagliato a striscioline
- 1 avocado maturo, tagliato a cubetti
- 50g di mandorle tostate, tritate grossolanamente
- 1 arancia, tagliata a pezzetti
- 2 cucchiai di olio extravergine di oliva
- 1 limone (succo)
- Sale e pepe q.b.

Procedimento

1. Preparazione del Salmone:

Preriscalda il forno a 200°C e rivesti una teglia con carta da forno.

In una ciotola piccola, mescola la senape di Dijon con il miele, sale e pepe per creare una marinata.

Spennella i filetti di salmone con la marinata su entrambi i lati e lasciali riposare mentre prepari la crosta di quinoa.

2. Crosta di Quinoa:

Cuoci la quinoa secondo le istruzioni sulla confezione, poi lasciala raffreddare completamente. Una volta raffreddata, mescolala con un filo d'olio extravergine di oliva per aggiungere sapore e aiutare la quinoa a formare una crosta croccante in cottura.

Disponi i filetti di salmone marinati sulla teglia preparata e ricoprili uniformemente con uno strato di quinoa, pressando leggermente per far aderire.

3. Cottura:

Inforna il salmone e cuoci per 12-15 minuti, o fino a quando la quinoa non diventa dorata e croccante e il salmone si sfalda facilmente con una forchetta.

4. Insalata di Cavolo Nero:

Mentre il salmone cuoce, prepara l'insalata. In una grande ciotola, unisci il cavolo nero, l'avocado, le mandorle tostate e i pezzetti di arancia.

In una ciotolina a parte, emulsiona l'olio extravergine di oliva con il succo di limone, sale e pepe per creare un condimento.

Versa il condimento sull'insalata e mescola bene per assicurarti che tutte le foglie siano uniformemente condite.

5. Servizio:

Una volta cotto, lascia riposare il salmone per qualche minuto prima di servirlo. Disponi ciascun filetto su un piatto e accompagnalo con una generosa porzione dell'insalata di cavolo nero.

Per un tocco finale, aggiungi una spolverata di sale marino croccante e una spruzzata di limone fresco sul salmone.

Note e Varianti:

La quinoa per la crosta può essere sostituita con altri semi o cereali a tua scelta, come semi di sesamo o pangrattato integrale, per variare la texture e il sapore.

L'insalata di cavolo nero può essere arricchita con altri ingredienti nutrienti come semi di zucca, bacche di goji o fette di pera per aggiungere dolcezza e varietà.

Per una versione completamente vegetale, sostituisci il salmone con filetti di tofu pressato, seguendo lo stesso procedimento per la marinatura e la crosta.

Questo piatto di "Salmone al Forno con Crosta di Quinoa e Insalata di Cavolo Nero" è l'incarnazione della nutrizione sportiva gourmet, che unisce il piacere della buona tavola con i principi di un'alimentazione sana ed equilibrata. È un esempio perfetto di come si possano creare pasti che non solo nutrono e sostengono il corpo, ma che deliziano anche i sensi, rendendo ogni pasto un'esperienza da celebrare.

Alternativa Vegerariana: Insalata di Ceci alla Mediterranea

Questa Insalata di Ceci alla Mediterranea è un pranzo semplice, veloce e nutriente, perfetto per gli atleti in cerca di un'opzione leggera ma saziante. Ricca di proteine vegetali, fibre e grassi sani, questa insalata offre tutti i nutrienti essenziali per supportare il recupero muscolare e mantenere l'energia durante il giorno.

Ingredienti:

- 400g di ceci in scatola, sciacquati e sgocciolati
- 1 peperone rosso, tagliato a cubetti
- 1 cetriolo, tagliato a cubetti
- 10 pomodorini ciliegia, tagliati a metà
- 1 piccola cipolla rossa, affettata finemente
- 100g di feta sbriciolata
- 20 olive Kalamata, denocciolate
- 1 manciata di prezzemolo fresco, tritato
- 3 cucchiai di olio extravergine di oliva
- 1 limone (succo)
- Sale e pepe nero q.b.

Procedimento

1. Preparazione degli Ingredienti:

In una grande ciotola, unisci i ceci sciacquati e sgocciolati, i cubetti di peperone rosso, i cubetti di cetriolo, i pomodorini tagliati a metà, le fette di cipolla rossa, le olive Kalamata e il prezzemolo tritato.

2. Condimento:

In una ciotolina piccola, mescola insieme l'olio extravergine di oliva e il succo di limone fino a ottenere un'emulsione. Aggiungi sale e pepe nero a piacere per condire.

3. Impiattamento dell'Insalata:

Versa il condimento sulla miscela di ceci e verdure nella ciotola grande e mescola delicatamente per assicurarti che tutti gli ingredienti siano ben conditi con il dressing.

Aggiungi la feta sbriciolata all'insalata e mescola nuovamente, ma con delicatezza, per evitare di sbriciolare troppo il formaggio.

4.   Servire:

Lascia riposare l'insalata in frigorifero per circa 10-15 minuti prima di servire, in modo che tutti i sapori si fondano perfettamente.

Servi l'insalata fresca, come piatto unico o come contorno per un pasto più sostanzioso.

Note:

Questa insalata è estremamente versatile: sentiti libero di aggiungere o sostituire gli ingredienti in base alle tue preferenze o a ciò che hai a disposizione. Ad esempio, puoi arricchirla con spinaci freschi, rucola o qualsiasi altra verdura a foglia verde.

Per una versione vegan, puoi omettere la feta o sostituirla con un'alternativa vegana al formaggio o con tofu marinato.

Conserva eventuali avanzi in un contenitore ermetico in frigorifero; l'insalata si mantiene bene per 2-3 giorni, rendendola una perfetta opzione per il meal prep.

Questa Insalata di Ceci alla Mediterranea non solo è incredibilmente semplice e veloce da preparare, ma è anche un'esplosione di sapori e colori che porterà gioia e nutrimento alla tua tavola, dimostrando che anche i pasti più semplici possono essere deliziosi e salutari.

Mousse Proteica al Cioccolato e Avocado

Questo dessert, la Mousse Proteica al Cioccolato e Avocado, è un'opzione indulgente ma sorprendentemente salutare, perfetta per gli atleti che desiderano concedersi un piacere dolce senza compromettere i loro obiettivi nutrizionali. Questa mousse non solo soddisfa la voglia di dolce grazie alla ricchezza del cioccolato fondente, ma fornisce anche un buon apporto di grassi salutari, fibre e proteine grazie all'avocado e alla proteina in polvere. È il dessert ideale per chiudere un pasto con una nota dolce o come premio dopo una sessione di allenamento intensa.

Ingredienti

- 2 avocado maturi, grandi
- 50g di cacao in polvere non zuccherato
- 30-40g di proteina in polvere al cioccolato (o neutra con aggiunta di cacao)
- 60ml di latte di mandorla (o altro latte a scelta)
- 2-3 cucchiai di miele, sciroppo d'acero o dolcificante a scelta
- 1 cucchiaino di estratto di vaniglia
- 1 pizzico di sale
- Cioccolato fondente (70% o più) grattugiato per guarnire
- Bacche fresche per guarnire (lamponi, mirtilli o fragole)

Procedimento

1.   Preparazione degli Ingredienti:

Taglia gli avocado a metà, rimuovi il nocciolo e preleva la polpa con un cucchiaio, ponendola in un frullatore o in un robot da cucina.

Aggiungi al frullatore il cacao in polvere, la proteina in polvere, il latte di mandorla, il dolcificante scelto, l'estratto di vaniglia e un pizzico di sale.

2.   Frullare gli Ingredienti:

Frulla tutti gli ingredienti fino a ottenere una consistenza liscia e cremosa, senza grumi. Se la mousse risulta troppo densa, aggiungi un po' più di latte di mandorla fino a raggiungere la consistenza desiderata. La consistenza finale dovrebbe essere simile a quella di una mousse tradizionale, ricca e avvolgente.

3.   Raffreddamento:

Trasferisci la mousse in coppette individuali o in un grande contenitore. Copri con pellicola trasparente e lascia raffreddare in frigorifero per almeno 1 ora. Questo passaggio non solo aiuta a rafforzare i sapori, ma rende anche la mousse più soddisfacente al palato.

4.   Servire:

Al momento di servire, guarnisci la superficie di ciascuna coppetta con cioccolato fondente grattugiato e una generosa porzione di bacche fresche. La combinazione della mousse al cioccolato con l'acidità delle bacche crea un equilibrio perfetto di sapori.

Note e Varianti:

Per un tocco extra di gusto, considera l'aggiunta di un cucchiaino di caffè solubile o di caffè espresso freddo al mix, che intensificherà il sapore del cioccolato.

Se preferisci una versione completamente vegana, assicurati di utilizzare un dolcificante non derivato dagli animali e una proteina in polvere a base vegetale.

La mousse può essere personalizzata con varie guarnizioni: prova a cospargere con noci tritate, cocco disidratato o granella di cacao per aggiungere texture e sapore.

Questa Mousse Proteica al Cioccolato e Avocado non è solo un dessert delizioso, ma anche un esempio eccellente di come gli alimenti nutrienti possano essere trasformati in piatti indulgenti e appaganti. È una dimostrazione pratica di come la nutrizione sportiva possa andare di pari passo con il piacere della tavola, offrendo agli atleti l'opportunità di nutrire il corpo e deliziare il palato in ogni momento della giornata.

Menù completo per sportivi

Colazione: Smoothie Bowl Energizzante

Questo Smoothie Bowl Energizzante è l'opzione ideale per iniziare la giornata con il piede giusto, fornendo una carica di nutrienti essenziali, energia e gusto. Combinando ingredienti come banana congelata, mirtilli e spinaci, questa base di smoothie offre un mix equilibrato di carboidrati, antiossidanti e minerali, mentre le proteine in polvere al cioccolato e il latte di mandorla aggiungono proteine di alta qualità e un tocco cremoso. I topping di granola fatta in casa, semi di chia, fette di kiwi e mandorle a lamelle non solo arricchiscono il bowl con texture e sapori diversi, ma apportano anche fibre, grassi salutari e ulteriori nutrienti.

Ingredienti

Per la Base dello Smoothie:

- 1 banana congelata, a pezzi
- 1 tazza di mirtilli freschi o congelati
- 1 manciata di spinaci freschi
- 1 misurino di proteine in polvere al cioccolato
- 1 tazza di latte di mandorla (o altro latte vegetale a scelta)

Per il Topping:

- 1/4 di tazza di granola fatta in casa
- 1 cucchiaio di semi di chia
- 1 kiwi, affettato
- 1 manciata di mandorle a lamelle

Procedimento:

Preparazione della Base dello Smoothie:

Nel frullatore, aggiungi la banana congelata, i mirtilli, gli spinaci, le proteine in polvere e il latte di mandorla.

Frulla ad alta velocità fino a ottenere un composto liscio e cremoso. Se necessario, aggiungi un po' più di latte per raggiungere la consistenza desiderata; lo smoothie dovrebbe essere abbastanza spesso da poter essere mangiato con un cucchiaio.

Assemblaggio dello Smoothie Bowl:

Versa lo smoothie in una ciotola ampia e profonda, creando una base uniforme.

Aggiunta dei Topping:

Distribuisci la granola fatta in casa in modo uniforme sulla superficie dello smoothie, creando una linea o un cerchio a seconda della tua preferenza estetica.

Aggiungi i semi di chia, disponendoli accanto alla granola.

Posiziona le fette di kiwi e le mandorle a lamelle in modo artistico sulla superficie dello smoothie bowl, creando un contrasto di colori e texture.

Note Finali:

La banana congelata è il segreto per ottenere quella consistenza cremosa e fredda tipica dello smoothie bowl; assicurati di congelarla a pezzi per facilitarne la frullatura.

Se preferisci uno smoothie bowl più dolce, considera l'aggiunta di un dolcificante naturale come miele o sciroppo d'acero nella base dello smoothie.

La granola fatta in casa può essere preparata in anticipo e conservata in un contenitore ermetico per avere sempre a disposizione un topping croccante e nutriente.

Sentiti libero di sperimentare con diversi tipi di frutta, semi o noci per il topping, adattandolo ai tuoi gusti e alle esigenze nutrizionali.

Questo Smoothie Bowl Energizzante non è solo un piacere per il palato e per gli occhi, ma rappresenta anche un modo delizioso e nutriente per iniziare la giornata, fornendo all'atleta l'energia e i nutrienti necessari per affrontare qualsiasi sfida.

Spuntino: Barrette Energetiche Fai-da-te

Le Barrette Energetiche Fai-da-te sono uno spuntino ideale per gli atleti che necessitano di un boost energetico salutare e naturale in qualsiasi momento della giornata. Realizzate con ingredienti nutrienti come avena, datteri medjool, burro di arachidi naturale e proteine in polvere, queste barrette offrono un equilibrio perfetto di carboidrati complessi, proteine, grassi sani e fibre. L'aggiunta di semi di lino macinati e pezzetti di cioccolato fondente non solo arricchisce il profilo nutrizionale ma aggiunge anche un tocco di golosità.

Ingredienti

- 1 tazza di avena a cottura rapida
- 10 datteri medjool, denocciolati e ammorbiditi in acqua calda
- 1/2 tazza di burro di arachidi naturale
- 1 misurino di proteine in polvere alla vaniglia
- 2 cucchiai di semi di lino macinati
- 1/4 di tazza di pezzetti di cioccolato fondente (70% cacao o più)

Procedimento

Preparazione della Base:

In un mixer o in un robot da cucina, aggiungi i datteri medjool ammorbiditi e frulla fino a ottenere una pasta omogenea. Se necessario, aggiungi un po' dell'acqua di ammollo per facilitare il processo.

Aggiungi il burro di arachidi alla pasta di datteri e frulla ancora fino a che i due ingredienti non si sono ben combinati.

Miscelazione degli Ingredienti Secchi:

In una grande ciotola, unisci l'avena, le proteine in polvere alla vaniglia e i semi di lino macinati.

Versa il composto di datteri e burro di arachidi nella ciotola con gli ingredienti secchi e mescola bene, assicurandoti che l'avena sia completamente rivestita.

Una volta che la miscela è omogenea, incorpora delicatamente i pezzetti di cioccolato fondente, cercando di distribuirli uniformemente.

Formazione delle Barrette:

Rivesti una teglia o un contenitore rettangolare con carta da forno.

Trasferisci la miscela nella teglia, pressando fermamente con il dorso di un cucchiaio o con le mani inumidite per creare uno strato uniforme.

Metti in frigorifero per almeno 1-2 ore, fino a quando la miscela non si è solidificata e rassodata.

Taglio e Conservazione:

Rimuovi il blocco di barrette solidificate dalla teglia e tagliale in barrette o quadrati della dimensione desiderata.

Conserva le barrette in un contenitore ermetico in frigorifero per una settimana o in congelatore per una conservazione più lunga.

Note Finali:

Assicurati di utilizzare datteri medjool di buona qualità per una dolcezza naturale e una consistenza morbida.

Il burro di arachidi può essere sostituito con altri tipi di burro di noci o semi per varietà o per esigenze dietetiche specifiche.

Le proteine in polvere possono essere scelte in base alle preferenze personali o alle esigenze nutrizionali; ci sono ottime opzioni sia a base di latte che vegane.

Queste barrette energetiche fai-da-te sono perfette come spuntino pre-allenamento per fornire energia sostenuta o come ricompensa post-allenamento per supportare il recupero muscolare. Sono un esempio splendido di come si possa combinare nutrizione e piacere in uno snack facile da preparare, delizioso e perfettamente adatto alle esigenze degli atleti.

Pranzo: Insalata di Quinoa con Pollo alla Griglia

L'Insalata di Quinoa con Pollo alla Griglia è un pranzo equilibrato e ricco di nutrienti, ideale per gli atleti in cerca di un pasto che combini proteine di alta qualità, carboidrati complessi e una varietà di vitamine e minerali. Questa insalata colorata e gustosa non solo soddisfa il palato ma fornisce anche l'energia e il nutrimento necessari per sostenere le prestazioni e il recupero.

Ingredienti

Per l'Insalata:

- 1 tazza di quinoa cotta e raffreddata
- 1 petto di pollo grande, grigliato e tagliato a cubetti
- 1 tazza di pomodorini, tagliati a metà
- 1 cetriolo medio, tagliato a cubetti
- 1/2 tazza di olive nere, denocciolate e tagliate a rondelle
- 1/2 tazza di feta sbriciolata
- 2 tazze di foglie di spinaci baby

Per il Dressing:

- 3 cucchiai di olio extravergine di oliva

- Il succo di 1 limone grande
- Sale e pepe nero q.b.

Procedimento

Preparazione della Quinoa:

Inizia cuocendo la quinoa secondo le istruzioni sul pacchetto. Una volta cotta, trasferiscila in una ciotola larga e lasciala raffreddare completamente. Per accelerare il processo, puoi spargere la quinoa su un vassoio e lasciarla raffreddare in frigorifero.

Cottura del Pollo:

Condisci il petto di pollo con sale e pepe, poi griglialo su una griglia ben calda o una padella griglia fino a quando non è ben cotto e presenta le classiche righe da grigliatura. Lascialo riposare per qualche minuto, poi taglialo a cubetti.

Preparazione dell'Insalata:

In una grande ciotola, combina la quinoa raffreddata con i cubetti di pollo alla griglia, i pomodorini tagliati a metà, i cubetti di cetriolo, le olive nere e le foglie di spinaci baby.

Aggiungi la feta sbriciolata all'insalata e mescola delicatamente per integrare tutti gli ingredienti senza rompere la feta.

Preparazione del Dressing:

In una ciotolina piccola o in un barattolo con coperchio, unisci l'olio extravergine di oliva e il succo di limone. Aggiungi sale e pepe a piacere.

Mescola bene il dressing o agita il barattolo per emulsionare gli ingredienti.

Versalo sull'insalata e mescola delicatamente per assicurarti che tutti gli ingredienti siano ben conditi.

Impiattamento:

Trasferisci l'insalata condita in piatti da portata o in ciotole individuali. Se desiderato, aggiungi una spolverata finale di pepe nero o un ulteriore giro di olio extravergine di oliva prima di servire.

Note Finali:

La quinoa può essere cotta in anticipo e conservata in frigorifero per rendere la preparazione di questo pasto ancora più veloce.

Questa insalata è incredibilmente versatile; sentiti libero di aggiungere altri ingredienti come avocado a cubetti, peperoni arrostiti o cipolle rosse affettate sottilmente per variare il sapore e il contenuto nutrizionale.

Per una versione completamente vegetale, sostituisci il pollo con tofu alla griglia o ceci per mantenere un alto contenuto proteico.

L'Insalata di Quinoa con Pollo alla Griglia rappresenta un pranzo ideale per gli atleti, grazie al suo perfetto equilibrio di nutrienti essenziali e alla sua capacità di fornire energia sostenuta e favorire il recupero muscolare. Con il suo mix di sapori freschi e la facilità di preparazione, è sicuro diventare un piatto ricorrente nel tuo piano alimentare.

Merenda: Yogurt Greco con Mix di Semi e Miele

La merenda di Yogurt Greco con Mix di Semi e Miele è uno spuntino semplice, ma incredibilmente nutriente, perfetto per gli atleti alla ricerca di una pausa pomeridiana che fornisca proteine di qualità, grassi salutari e un tocco di dolcezza naturale. Questa combinazione non solo soddisfa il palato, ma offre anche un boost energetico sostenuto e contribuisce al recupero muscolare, grazie all'elevato contenuto proteico dello yogurt greco e ai nutrienti essenziali presenti nei semi.

Ingredienti

- 1 tazza di yogurt greco pieno o a basso contenuto di grassi
- 2 cucchiai di mix di semi (semi di zucca, semi di girasole, semi di sesamo)
- 1 cucchiaio di miele naturale
- 1/2 cucchiaino di cannella in polvere

Procedimento

Preparazione dello Yogurt:

Versa lo yogurt greco in una ciotola media. Se desideri uno yogurt più morbido e cremoso, puoi mescolarlo delicatamente con un cucchiaio per allentarlo un po'.

Distribuisci il mix di semi sopra lo yogurt greco. Per un apporto nutrizionale ottimale, utilizza una varietà di semi. I semi di zucca e girasole offrono un'eccellente fonte di magnesio e vitamina E, mentre i semi di sesamo sono ricchi di calcio e zinco.

Aggiungi un cucchiaio di miele naturale sopra lo yogurt e i semi. Il miele non solo aggiunge dolcezza naturale, ma porta con sé anche proprietà antiossidanti e può fornire un piccolo incremento di energia.

Completa il tuo spuntino con una leggera spolverata di cannella in polvere. Oltre ad aggiungere profondità al sapore, la cannella è nota per le sue proprietà anti-infiammatorie e può aiutare nella regolazione della glicemia.

Note Finali:

Personalizza il tuo mix di semi in base alle tue preferenze o a ciò che hai disponibile. Altri semi, come quelli di chia o di canapa, possono essere ottimi aggiuntivi per varietà e benefici nutrizionali.

Per un tocco di freschezza e colore, considera di aggiungere frutta fresca come bacche, fette di banana o pezzi di mela al tuo yogurt.

Se sei sensibile al glutine, assicurati che i semi utilizzati siano certificati senza glutine, poiché alcuni semi possono essere contaminati durante la lavorazione.

Se stai monitorando l'apporto di zuccheri, puoi ridurre la quantità di miele o sostituirlo con un dolcificante naturale a basso contenuto calorico.

Questo spuntino di Yogurt Greco con Mix di Semi e Miele è la combinazione perfetta di semplicità e nutrizione, rendendolo ideale per una pausa pomeridiana ristoratrice o per un post-allenamento ricco di proteine. È incredibilmente versatile e può essere adattato per soddisfare una vasta gamma di esigenze dietetiche e gusti personali, rendendolo uno spuntino di cui non ti stancherai facilmente.

Cena: Spaghetti di Zucchine alla Puttanesca

Per una cena leggera ma ricca di sapore, gli Spaghetti di Zucchine alla Puttanesca sono un'opzione eccellente. Questo piatto trasforma le zucchine in "spaghetti" vegetali, offrendo una base a basso contenuto calorico che viene poi arricchita con il robusto e aromatico condimento alla puttanesca. È un pasto perfetto per gli atleti che desiderano una cena nutriente che supporti il recupero senza appesantire.

Ingredienti

- 4 zucchine medie, trasformate in spaghetti con uno spiralizzatore
- 2 cucchiai di olio extravergine di oliva
- 2 spicchi d'aglio, tritati finemente
- 1 peperoncino rosso, tritato (opzionale per un tocco piccante)
- 400g di pomodori pelati in latta, schiacciati o tagliati grossolanamente
- 1 manciata di olive nere, denocciolate e tagliate a rondelle
- 2 cucchiai di capperi sotto sale, sciacquati
- 1 manciata di prezzemolo fresco, tritato
- Sale e pepe nero q.b.

Procedimento

Preparazione degli Spaghetti di Zucchine:

Lava le zucchine e asciugale. Utilizza uno spiralizzatore per trasformarle in spaghetti. Se non hai uno spiralizzatore, puoi utilizzare un pelapatate per creare delle "tagliatelle" più larghe.

Metti gli spaghetti di zucchina da parte mentre prepari il condimento.

Preparazione del Condimento alla Puttanesca:

In una padella capiente, scalda l'olio extravergine di oliva a fuoco medio. Aggiungi l'aglio tritato (e il peperoncino se desideri un piatto piccante) e soffriggi brevemente fino a che non diventano aromatici, facendo attenzione a non bruciarli.

Aggiungi i pomodori pelati, le olive e i capperi alla padella. Lascia cuocere il condimento a fuoco lento per 10-15 minuti, finché non si addensa leggermente.

Assaggia e aggiusta di sale e pepe secondo il gusto. Aggiungi il prezzemolo tritato verso la fine della cottura per mantenere il suo sapore fresco.

Cottura degli Spaghetti di Zucchine:

In una padella separata, scalda un filo d'olio d'oliva a fuoco medio. Aggiungi gli spaghetti di zucchina e saltali per 2-3 minuti, fino a che non sono appena teneri ma ancora croccanti. È importante non cuocerli eccessivamente per evitare che diventino acquosi.

Impiattamento:

Unisci gli spaghetti di zucchina al condimento alla puttanesca, mescolando delicatamente per far sì che gli spaghetti siano completamente ricoperti dal condimento.

Servi immediatamente, guarnendo con ulteriore prezzemolo fresco tritato se desiderato.

Questi Spaghetti di Zucchine alla Puttanesca combinano la leggerezza delle verdure con i sapori intensi e mediterranei della salsa puttanesca, creando un piatto equilibrato e soddisfacente perfetto per concludere la giornata

Tabelle Nutrizionali

1. Smoothie Bowl Energizzante (per porzione)

Calorie: circa 350 kcal

- Proteine: circa 15 g
- Carboidrati: circa 55 g
- Fibre: circa 10 g
- Grassi: circa 10 g (con una variazione a seconda del contenuto di grassi dello yogurt e dei semi usati)

2. Insalata di Quinoa con Pollo alla Griglia (per porzione)

Calorie: circa 400 kcal

- Proteine: circa 30 g
- Carboidrati: circa 40 g
- Fibre: circa 7 g
- Grassi: circa 15 g (variabili in base al dressing e al taglio di pollo usato)

3. Barrette Energetiche Fai-da-te (per barretta)

Calorie: circa 200 kcal

- Proteine: circa 6 g
- Carboidrati: circa 25 g
- Fibre: circa 4 g
- Grassi: circa 10 g

4. Spaghetti di Zucchine alla Puttanesca (per porzione)

Calorie: circa 250 kcal

- Proteine: circa 6 g
- Carboidrati: circa 18 g
- Fibre: circa 5 g
- Grassi: circa 18 g (variabili in base alla quantità di olio usato e alla presenza di acciughe o altre aggiunte)

Questi esempi forniscono una panoramica della composizione nutrizionale delle ricette e degli alimenti, ma come sempre, i valori esatti possono variare in base a numerosi fattori, tra cui le dimensioni delle porzioni, la preparazione degli alimenti e la qualità degli ingredienti. Per ottenere dati nutrizionali precisi, è utile consultare database nutrizionali affidabili o strumenti di analisi specifici

Capitolo 6. LE RICETTE DEI CAMPIONI

1. Pancake Vegan alla Banana

Tempo di preparazione: 5 minuti

Tempo di cottura: 5 minuti

Porzioni: 6

Ingredienti:

- tazza di latte di soia
- ½ cucchiaino di sale
- banane mature
- ½ tazza di farina integrale biologica
- cucchiai di lievito in polvere
- tazza di avena

Indicazioni:

- Riscaldare una padella o una piastra a fuoco medio.

- Tranne la banana, mettere tutti gli ingredienti in un frullatore e frullare fino a ottenere un composto omogeneo. A questo punto, aggiungere la banana e frullare fino a ottenere un composto uniforme.

- Ungere leggermente la piastra con olio di cocco o d'oliva, versarvi ¼ di tazza di impasto, cuocere per almeno 2 o 3 minuti, capovolgere e cuocere per altri 2 minuti o finché i pancake non sono cotti e dorati.

- Ripetere l'operazione con il resto della miscela.

Valori nutrizionali: Calorie: 59 Proteine: 3,49 g. Carboidrati: 11,52 g. Grassi: 1,48 g.

---

2. Avocado Toast

Tempo di preparazione: 15 minuti

Tempo di cottura: 4 minuti

Porzioni: 4

Ingredienti:

- 1 avocado grande, sbucciato, snocciolato e tagliato grossolanamente

- ¼ di cucchiaino di succo di limone fresco

- Sale e pepe nero macinato, secondo necessità

- 4 fette di pane integrale

- 4 uova sode, sbucciate e tagliate a fette

Indicazioni:

- In una ciotola, aggiungere l'avocado e con una forchetta schiacciarlo grossolanamente.

- Aggiungere il succo di limone, il sale e il pepe nero, mescolare bene e mettere da parte.

- Scaldare una padella antiaderente a fuoco medio-alto e tostare la fetta di avocado per circa 2 minuti per lato.

- Ripetere l'operazione con le altre fette.

- Distribuire il composto di avocado su ogni fetta in modo uniforme.

- Ricoprire ogni fetta con le fette d'uovo e servire immediatamente.

Valori nutrizionali: Calorie: 206. Grassi: 13,9 g. Carboidrati: 14 g. Fibre: 4,5 g. Zuccheri: 1,4 g. Proteine: 9,6 g. Sodio: 224 mg.

---

3. Porridge di semi di lino con cannella

Tempo di preparazione: 10 minuti

Tempo di cottura: 5 minuti

Porzioni: 4

Ingredienti:

- 2 tazze di acqua

- ½ tazza di cocco tritato

- 1 ½ cucchiaino di stevia

- 2 cucchiai di farina d'avena ai semi di lino

- 1 cucchiaio di cannella

- 1 tazza di panna da cucina

- 1 cucchiaio di burro non salato

- 2 cucchiai di farina di semi di lino

Indicazioni:

- Mettere una pentola media a fuoco basso. Aggiungere tutti gli ingredienti e mescolare fino ad amalgamarli completamente. Lasciare bollire il composto.

- Togliere dal fuoco e mescolare. Dividere il composto in modo uniforme in 4 ciotole.

- Lasciare raffreddare per 10 minuti o finché non si addensa leggermente.

- Servire.

Valori Nutrizionali: Calorie: 171 Proteine: 2 g. Carboidrati: 6 g. Grassi: 16 g.

4. Quinoa al burro di arachidi e cacao

Tempo di preparazione: 5 minuti

Tempo di cottura: 10 minuti

Porzioni: 1

Ingredienti:

- 1/3 di tazza di fiocchi di quinoa

- ½ tazza di latte non alimentare non zuccherato

- ½ tazza di acqua

- 1/8 di tazza di cacao crudo in polvere

- 1 cucchiaio di burro di arachidi cremoso naturale

- 1/8 di cucchiaino di cannella macinata

- 1 banana, schiacciata

- Frutti di bosco freschi a piacere, per le porzioni

- Noci tritate a piacere, per le porzioni

Istruzioni:

- In una pentola, a fuoco medio-alto, mescolare i fiocchi di quinoa, il latte, l'acqua, il cacao in polvere, il burro di arachidi e la cannella.

- Cuocere e mescolare finché il composto non inizia a bollire. Portare la fiamma a livello medio-basso e cuocere per 3-5 minuti, mescolando spesso.

- Aggiungere le banane e cuocere fino a quando non sono calde.

- Servire con frutti di bosco freschi, noci e una goccia di latte.

Valori Nutrizionali: Calorie: 471. Grassi: 16 g. Proteine: 18 g. Carboidrati: 69 g. Fibre: 16 g.

5. Praline al burro di arachidi e cioccolato fondente

Tempo di preparazione: 15 minuti

Tempo di cottura: 0 minuti

Porzioni: 4

Ingredienti:

- 2 budini al cioccolato fondente

- 4 cucchiai di burro di arachidi

- 2 tazzine di acqua

- ¼ di tazza di latte di mandorla non zuccherato

Indicazioni:

- Mescolare il budino al cioccolato e tutti gli ingredienti in una ciotola.

- Formare 8 palline di cioccolato con questo composto.

- Disporre le palline di cioccolato in una teglia da forno e metterle in frigorifero per 30 minuti (o 1 ora in base alla consistenza che si desidera ottenere).

- Servire.

Valori Nutrizionali: Calorie: 153. Grassi: 1 g. Sodio: 8 mg. Carboidrati: 66 g. Fibre: 0,8 g. Zuccheri: 56 g. Proteine: 1 g.

---

6. Frullato di prugne e avocado

Tempo di preparazione: 2 ore

Tempo di cottura: 0 minuti.

Porzioni: 4

Ingredienti:

- coppa di avocado, sbucciato, snocciolato e tagliato a pezzi

- 1 bicchiere di prugne, tagliate a pezzetti

- 1 tazza di latte di mandorla

- 5 gocce di stevia

- 1 cucchiaino di estratto di vaniglia

- 1 cucchiaino di succo di limone

Indicazioni:

- 1.In un frullatore, mescolare l'avocado con le prugne e il resto degli ingredienti, frullare, dividere in bicchieri e conservare in frigorifero per 2 ore prima di servire.

Valori Nutrizionali: Calorie: 148. Grassi: 3,3 g. Carboidrati: 39,4 g. Fibre: 4,3 g. Proteine: 1,5 g.

7. Melograno, Noci e Chia

Tempo di preparazione: 5 minuti

Tempo di cottura: 10 minuti

Porzioni: 3

Ingredienti:

- 4 cucchiai di semi di chia
- 1 cucchiaio di sciroppo d'agave
- ¼ di tazza di nocciole
- ½ tazza di latte di mandorla
- ¼ di tazza di noci
- 4 cucchiai di semi di melograno

Indicazioni:

- Tritare le noci.
- Mescolare i semi di chia e il latte di mandorla e lasciarli in immersione per 10-20 minuti.
- Mescolare di tanto in tanto il composto con i semi di chia.
- Aggiungere lo sciroppo d'agave.
- Versare 2 cucchiai di ogni miscela in un bicchiere da dessert.
- Ricoprire con le noci tritate e coprire le noci con 1 cucchiaio di crema di chia ciascuna.
- Ricoprire con semi di melograno a piacere e servire.

Valori nutrizionali: Calorie: 248. Proteine: 1 g. Carboidrati: 7 g. Grassi: 19 g.

8. Crema di Lamponi

Tempo di preparazione: 10 minuti

Tempo di cottura: 0 minuti

Porzioni: 4

Ingredienti:

- 1 tazza e mezza di lamponi

- 2 tazze di yogurt greco magro

- 1 cucchiaino di curcuma in polvere

- ¼ di tazza di formaggio cremoso a ridotto contenuto di grassi

Indicazioni:

- In un frullatore, unire i lamponi con il resto degli ingredienti, frullare bene, dividere in ciotole e servire.

Valori nutrizionali: Calorie: 23. Grassi: 0,2 g. Carboidrati: 4 g. Fibre: 1,2 g. Proteine: 3,3 g.

9. Frullato Proteico "agli Spinaci" e Frutta Fresca

Tempo di preparazione: 5 minuti

Tempo di cottura: 0 minuti

Dosi: 2

Ingredienti:

- 1 tazza di spinaci freschi

- 1 banana

- ½ mela verde

- 4 fragole

- 4 pezzi di mango

- 1/3 di tazza di latte intero

- 1 misurino di proteine in polvere alla vaniglia

- 1 cucchiaino di miele

- Frullare gli spinaci con banana, mela verde, fragole, mango, latte, proteine in polvere e miele.

- Servire.

Valori Nutrizionali: Calorie: 312. Grassi: 25 g. Sodio: 132 mg. Carboidrati: 44 g. Fibre: 3,9 g. Zuccheri: 3 g. Proteine: 18,9 g.

10. Frittata di Salmone e Rucola

Tempo di preparazione: 10 minuti

Tempo di cottura: 7 minuti

Porzioni: 4

Ingredienti:

- 4 uova

- 2 cucchiai di latte di mandorla non zuccherato

- Sale e pepe nero macinato, secondo necessità

- 2 cucchiai di olio d'oliva

- 100 grammi di salmone affumicato, tagliato a dadini

- 2 tazzine di rucola fresca, tritata finemente

- 1 scalogno, tritato finemente

Indicazioni:

- In una ciotola, mettere le uova, il latte di mandorle, il sale e il pepe nero e sbattere bene. Mettere da parte.

- In una padella antiaderente, scaldare l'olio a fuoco medio.

- Disporre il preparato di uova in modo uniforme e cuocere per circa 30 secondi senza mescolare.

- Disporre il salmone a cubetti e lo scalogno tritato sul preparato d'uovo in modo uniforme.

- Ridurre la fiamma al minimo e cuocere, con il coperchio, per circa 4-5 minuti o fino a quando l'omelette non sarà completamente cotta.

- Scoprire la padella e cuocere per circa 1 minuto.

- Trasferire con cura l'omelette su un piatto da portata e servire.

Valori Nutrizionali: Calorie: 210. Grassi: 14,9 g. Carboidrati: 5,2 g. Fibre: 0,9 g. Zuccheri: 0,9 g. Proteine: 14,8 g. Sodio: 682 mg.

11. Hamburger di Ceci e Quinoa

Tempo di preparazione: 10 minuti

Tempo di cottura: 20 minuti

Dosi: 2

Ingredienti:

- 2 cucchiai di cipolla tritata

- ¾ di tazzina di ceci

- ¼ di tazzina di quinoa cotta

- 1 bicchiere di acqua

- 1 cucchiaio di olio d'oliva

Extra:

- 1 cucchiaio di sale

- 1 cucchiaino di pepe

Istruzioni per l'uso:

- Accendere il forno e preriscaldarlo.

- Nel frattempo, mettete la cipolla, i ceci e la quinoa in un frullatore, quindi frullate il tutto fino a ottenere un composto omogeneo.

- Aggiungete l'acqua, il sale e il pepe

- Versare il composto in una ciotola media, coprirlo con il coperchio e lasciarlo riposare in frigorifero per 15 minuti.

- Formare due polpettine, disporle su una teglia rivestita di carta da forno e cuocerle per 20 minuti, girandole a metà cottura.

- Quindi accendere la fiamma del forno e continuare a cuocere per 2 minuti per lato fino a doratura.

Istruzioni per la conservazione:

- Raffreddare le polpettine, dividerle uniformemente in due contenitori da forno, coprire con un coperchio e conservare i contenitori in frigorifero per un massimo di 7 giorni.

Istruzioni per il riscaldamento:

- Al momento del consumo, riscaldare in forno per 1-2 minuti fino a quando non è caldo e poi servire come hamburger.

Valori nutrizionali: Calorie: 315.4. Grassi: 9,4 g. Proteine: 10,1 g. Carboidrati: 47,7 g. Fibre: 5,8 g.

12. Tortini Salati con farina di ceci

Tempo di preparazione: 10 minuti

Tempo di cottura: 15 minuti

Dosi: 2

Ingredienti:

Per la pastella:

- 1 ½ cucchiaio di olio d'oliva

- 1 ¼ di tazza di farina di ceci

- 1 ½ tazza di acqua

- 1 cucchiaino di sale marino

Per il ripieno:

- ½ tazza di verdure tritate e cotte

- ½ cucchiaino di basilico essiccato

- ½ cucchiaino di origano essiccato

Indicazioni:

- Accendere il forno e preriscaldarlo

- Nel frattempo, preparate la pastella: prendete una ciotola media, mettete tutti gli ingredienti e sbattete fino a ottenere una pastella omogenea.

- Aggiungete le verdure e le spezie alla pastella e mescolate fino ad amalgamare il tutto.

- Prendete 6 stampini da muffin in silicone, ungeteli con olio, riempiteli uniformemente con la pastella preparata e poi cuoceteli per 10-15 minuti fino a quando non saranno diventati dorati.

Valori nutrizionali: Calorie: 182. Grassi: 6 g. Proteine: 8 g. Carboidrati: 25,3 g. Fibre: 7,2 g.

13. Fiorentina di Salmone agli Spinaci

Tempo di preparazione: 15 minuti

Tempo di cottura: 20 minuti

Porzioni: 4

Ingredienti:

- ½ tazzina di cipolle verdi tritate

- 1 cucchiaio di olio d'oliva

- 2 spicchi d'aglio, tritati

- 1 confezione di spinaci tritati surgelati da 340 g, scongelati e asciugati

- 1½ tazza di pomodori ciliegini tagliati a pezzetti

- ¼ di cucchiaino di peperoncino tritato.

- ¼ di cucchiaino di pepe

- ¼ di cucchiaino di sale

- ½ tazzina di ricotta

- 4 filetti di salmone selvaggio

Indicazioni:

- Riscaldare il forno . Cuocere le cipolle nell'olio d'oliva per 2 minuti, o finché non iniziano ad ammorbidirsi, in una padella media.

- Mettere l'aglio tritato, quindi cuocere per un altro minuto. Aggiungere gli spinaci, i pomodori, il peperoncino, il pepe e il sale. Cuocere, mescolando, per 2 minuti.

- Togliere e lasciare raffreddare entro 10 minuti. Mescolare la ricotta. Mettere un quarto del composto di spinaci su ogni filetto di salmone.

- Disporre i filetti su una teglia da forno leggermente imburrata. Cuocere entro 15 minuti. Raffreddare per 5 minuti prima di servire.

Valori Nutrizionali: Calorie: 560. Carboidrati: 11 g. Grassi: 35 g. Proteine: 49 g.

14. Frittelle verdi

Tempo di preparazione: 15 minuti

Tempo di cottura: 8 minuti

Porzioni: 8

Ingredienti:

- 12 cucchiai di acqua

- 6 zucchine grandi

- Sale

- Pepe nero

- 4 cucchiai di semi di lino macinati

- 2 cucchiai di olio d'oliva

- 2 peperoni jalapeño tagliati finemente

- ½ tazza di scalogno tritato

Indicazioni:

- In una ciotola, mescolare l'acqua, i semi di lino macinati e gli scalogni tritati e metterli da parte.

- Versare l'olio in una grande padella antiaderente e scaldarlo a fuoco medio.

- Aggiungere il pepe nero, il sale e le zucchine grattugiate.

- Cuocere per 3 minuti, quindi trasferire le zucchine in una ciotola grande.

- Aggiungere i semi di lino e il composto di scalogno, quindi mescolare bene.

- Preriscaldare una piastra, quindi ungerla leggermente con del burro

- Versare ¼ del composto di zucchine sulla piastra, quindi cuocere per 3 minuti.

- Girare delicatamente il lato, quindi cuocere per altri 2 minuti.

- Ripetere l'operazione con il composto rimanente, a scaglioni.

- Servire.

Valori nutrizionali: Calorie: 71. Proteine: 3,7 g. Grassi: 2,8 g. Carboidrati: 9,8 g.

15. **Polpette di pollo ad alto contenuto proteico**

Tempo di preparazione: 5 minuti

Tempo di cottura: 25 minuti

Dosi: 2

Ingredienti:

- 1 kg di pollo magro macinato

- ¾ di tazza di avena

- 2 cipolle

- 2 cucchiai di pepe macinato

- Sale (pizzico)

Indicazioni:

- Scaldare una padella (grande) a fuoco medio.

- In una ciotola di grandi dimensioni aggiungere le cipolle tritate , il pollo (magro, macinato), l'avena (macinata), il pepe (macinato) e un pizzico di sale ; mescolare bene per incorporare il tutto.

- Formare delle polpette (piccole).

- Mettere nella padella (unta). Cuocere per 5 minuti circa, finché non saranno dorate su tutti i lati.

- Togliere le polpette dal fuoco e servire immediatamente.

Valori nutrizionali: Calorie: 519. Proteine: 57 g. Carboidrati: 32 g. Grassi: 15

16. Cosce di pollo all'aglio e limone con asparagi

Tempo di preparazione: 5 minuti

Tempo di cottura: 40 minuti

Porzioni: 4

Ingredienti:

- 1 coscia di pollo con osso e senza pelle (794 g)

- 2 cucchiai di succo di limone

- 2 cucchiai di origano fresco tritato

- 2 spicchi d'aglio tritati

- 1 cucchiaino di pepe

- ¼ di cucchiaino di sale

- asparagi, tagliati

Indicazioni:

- Riscaldare il forno. Mescolare tutti gli ingredienti, tranne gli asparagi, in una ciotola fino ad amalgamarli. Arrostire le cosce di pollo nel forno preriscaldato per circa 40 minuti.

- Una volta cotte, togliere le cosce di pollo dal forno e metterle da parte a raffreddare. Nel frattempo, cuocere gli asparagi al vapore nel microonde fino al grado di cottura desiderato. Servire gli asparagi con le cosce di pollo arrostite.

Valori Nutrizionali: Calorie: 229. Carboidrati: 9 g. Grassi: 7 g. Proteine: 30 g.

---

17. Pollo tropicale

Tempo di preparazione: 35 minuti

Tempo di cottura: 15-20 minuti

Dosi: 2

Ingredienti:

- petto di pollo, tagliato a strisce senza pelle e disossato

- 3 tazze di broccoli crudi, tritati

- ½ tazza di vinaigrette dressing light lime

- 1 ½ tazza di peperone rosso, tritato

- cipolla tritata

- 1 ½ tazza di peperone giallo

- 1 cucchiaino di miscela di erbe aromatiche e aglio

- pinoli

Indicazioni:

- Spalmare le strisce di petto di pollo con il condimento dell'insalata. Cospargere le strisce di pollo con la miscela di condimenti e la cipolla. Lasciare marinare per almeno 30 minuti (preferibilmente per 1 o 2 ore).

- Dopo la marinatura del pollo, saltate i broccoli e i peperoni in una padella capiente in modo da renderli teneri e croccanti (al dente).

- Aggiungere spesso un po' d'acqua durante la cottura dei peperoni per evitare che si brucino. Mettere da parte i broccoli e i peperoni saltati.

- Nella padella, aggiungere il pollo e cuocere fino a quando non è più rosa. A parte, mettere i pinoli su un vassoio nel forno e farli tostare fino a quando non diventano marroni.

- Aggiungere i pinoli, i peperoni e i broccoli quando il pollo è pronto e servire immediatamente.

Valori nutrizionali: Calorie: 365 g. Grassi: 10 g. Carboidrati: 15 g. Proteine: 55 g.

18. Guacamole ai Piselli Verdi

Tempo di preparazione: 15 minuti

Tempo di cottura: 35 minuti

Porzioni: 4

Ingredienti:

- 1 cucchiaino di aglio schiacciato

- 1 pomodoro a pezzetti

- 3 tazze di piselli verdi surgelati (tritati)

- cipolle tritate

- 1 di cucchiaino di salsa piccante

- ½ cucchiaino di cumino macinato

- ½ tazza di succo di lime

- Sale, a piacere

Istruzioni per l'uso:

- Frullare i piselli, l'aglio, il succo di lime e il cumino fino ad ottenere un composto omogeneo.

- Aggiungere al composto i pomodori, la cipolla verde e la salsa piccante.

- Aggiungere sale a piacere

- Coprire e mettere in frigorifero per almeno 30 minuti.

- In questo modo il sapore si amalgamerà molto bene.

19. Sgombro al limoncello e zenzero

Tempo di preparazione: 10 minuti

Tempo di cottura: 25 minuti

Porzioni: 4

Ingredienti:

- 4 filetti di sgombro senza pelle e senza osso

- 1 cucchiaio di zenzero grattugiato

- 1 tazzina di limoncello

- 2 peperoncini rossi tritati

- Succo di 1 lime

- Una manciata di prezzemolo tritato

- 3 cucchiai di olio

Indicazioni:

- In una teglia, unire lo sgombro con l'olio, lo zenzero e gli altri ingredienti, mescolare e cuocere in forno per 25 minuti.

- Dividere il tutto nei piatti.

- Versare la tazzina di limoncello sopra ai filetti di sgombro.

Valori nutrizionali: Calorie: 251. Grassi: 3 g. Carboidrati: 14 g. Proteine: 8 g.

20. Frullato di Fragole Proteico

Tempo di preparazione: 5 minuti

Tempo di cottura: 5 minuti

Dosi: 2

Ingredienti:

- 1 tazza di fragole congelate
- 2 tazze di latte mandorle
- Sciroppo d'agave, a piacere
- Proteine alla vaniglia in polvere

Indicazioni:

- Raccogliere tutti gli ingredienti in un frullatore, frullare fino a raggiungere una consistenza omogenea.
- Servire e gustare il frullato di fragole.

Valori Nutrizionali: Calorie: 222. Grassi: 4 g. Carboidrati: 3 g. Proteine: 6 g.

21. Crêpes di Grano saraceno

Tempo di preparazione: 15 minuti

Tempo di cottura: 10 minuti

Porzioni: 4

Ingredienti:

- 2/3 tazza di farina di grano saraceno
- 1/3 di tazza di farina integrale
- 2 uova

- 1 ¼ di tazza di latte scremato

- 1 cucchiaio di miele

- Frutta e yogurt greco, per il ripieno

Istruzioni per l'uso:

- Mescolare la farina con le uova, il latte e il miele in una ciotola fino a ottenere un composto omogeneo.

- Mettere una padella antiaderente a fuoco medio.

- Aggiungere un ¼ di tazza di pastella nella padella, distribuirla uniformemente e cuocere per 2 minuti per lato.

- Trasferire la crêpe su un piatto e cuocere la restante pastella nello stesso modo.

- Guarnire con frutta e yogurt.

- Servire.

Valori nutrizionali: Calorie: 112. Grassi: 25 g. Sodio: 132 mg. Carboidrati: 44 g. Fibre: 3,9 g. Zuccheri: 3 g. Proteine: 8,9 g.

---

22. Zuppa di quinoa rossa e fagioli neri

Tempo di preparazione: 5 minuti

Tempo di cottura: 40 minuti

Porzioni: 6

Ingredienti:

- 1 ¼ di tazza di quinoa rossa

- 4 spicchi d'aglio tritati

- ½ cucchiaio di olio di cocco

- 1 jalapeno a dadini

- 3 tazze di cipolla tagliata a dadini

- 2 cucchiai di cumino

- 1 patata dolce tritata

- 1 cucchiaino di coriandolo

- 1 cucchiaino di peperoncino in polvere

- 5 tazze di brodo vegetale

- 200g di fagioli neri

- ½ cucchiaino di pepe di Caienna

- 200g di spinaci

Indicazioni:

- Iniziare portando a ebollizione la quinoa in una casseruola con 2 tazze d'acqua. Lasciare cuocere la quinoa per 20 minuti. Successivamente, togliere la quinoa dal fuoco.

- 2.	A parte, scaldare l'olio, la cipolla e l'aglio in una grande pentola da cucina.

- 3.	Aggiungere il peperoncino e la patata dolce e farli saltare per altri 7 minuti.

- 4.	Aggiungete quindi tutte le spezie e il brodo e portate la zuppa ad ebollizione a fuoco lento per 25 minuti. Le patate devono essere morbide.

- 5.	Prima di servire, aggiungere la quinoa, i fagioli neri e gli spinaci. Condire e servire caldo. Buon appetito.

Valori nutrizionali: Calorie: 211. Carboidrati: 22 g. Grassi: 7 g. Proteine: 19 g.

23. Tacchino alla Caprese

Tempo di preparazione: 10 minuti

Tempo di cottura: 45 minuti

Porzioni: 6

Ingredienti:

- 	1 uovo grande

- 500 g petto di tacchino, macinato

- 200g di pomodori secchi

- ¼ tazza di foglie di basilo fresco, tritate

- 200g d mozzarella fresca

- Aglio

- Sale e pepe a piacere

Indicazioni:

- Preriscaldare il forno.

- Sbattere l'uovo in una grande ciotola.

- Aggiungi gli ingredienti rimanenti e mescola tutto con le mani fino ad ottenere un composto omogeneo.

- Utilizzare degli stampini, ungerli leggermente. Versare il composto di tacchino all'interno.

- Cuocere nel forno preriscaldato fino a quando il tacchino sarà ben cotto per circa 25-30 minuti.

Valori Nutrizionali: Grassi: 14 g. Colesterolo: 87,1 g. Sodio: 174,4 g. Potassio: 73,9 g. Carboidrati: 1,4 g. Proteine: 16,9 g.

24. Porridge di noci e datteri

Tempo di preparazione: 10 minuti

Tempo di cottura: 0 minuti

Porzioni: 1

Ingredienti:

- 100g di fragole, sbucciate

- 200 ml di latte

- 1 tazza di fiocchi di grano saraceno

- datteri tritati

- noci tritate a piacere

- Mettete in un pentolino i datteri e il latte, fate scaldare dolcemente prima di aggiungere i fiocchi di grano saraceno. Cuocete poi fino a quando il porridge avrà raggiunto la consistenza desiderata.

- Aggiungere le noci, mescolare, quindi guarnire con le fragole.

- Servire.

Valori Nutrizionali: Calorie: 254. Proteine: 65 g. Grassi: 4 g.

25. Macedonia di frutta e noci

Tempo di preparazione: 25 minuti

Tempo di cottura: 5 minuti

Tempo aggiuntivo: 3 ore

Porzioni: 10

Ingredienti:

- 2/3 tazza di succo d'arancia fresco

- 1/3 di tazza di succo di limone fresco

- 1/3 di tazza di zucchero di canna

- ½ cucchiaino di scorza d'arancia grattugiata

- ½ cucchiaino di scorza di limone grattugiata

- 1 cucchiaino di estratto di vaniglia

- 2 tazze di ananas fresco a cubetti

- 500g di fragole tagliate a pezzettini

- 3 kiwi, sbucciati e affettati

- 3 banane, a fette

- 2 arance, sbucciate e tagliate a pezzi

- 1 tazza di uva senza semi

- 2 tazze di mirtilli

- Noci tritate o nocciole tritate

Indicazioni:

- Inserire tutti gli ingredienti in una grande terrina

- Versare i vari succhi

- Lasciare in frigorifero per un'ora

- Suggerimento per servire: cospargere con noci o nocciole e cocco tritato.

Valori Nutrizionali: Calorie: 155. Grassi: 0,6 g. Sodio: 4,7 mg. Carboidrati: 39 g. Fibra: 4,5 g. Zucchero: 28,7 g. Proteine: 1,8 g.

Conclusioni

Verso un Futuro di Benessere e Prestazione

Con il percorso che abbiamo intrapreso insieme attraverso le pagine di questo libro, ci siamo avventurati in un viaggio di scoperta, esplorazione e arricchimento nel mondo dell'alimentazione sportiva. Abbiamo svelato i misteri della nutrizione, sfatato miti e credenze, e scoperto come il cibo non sia solo carburante, ma anche medicina, piacere e arte.

Abbiamo esplorato l'importanza fondamentale dei macronutrienti e micronutrienti, l'idratazione, e come specifici regimi alimentari possano essere adattati per differenti tipologie di sport e momenti dell'attività fisica. Abbiamo toccato con mano la varietà e la ricchezza della cucina pensata per gli sportivi, attraverso ricette che non solo nutrono il corpo ma deliziano anche i sensi. Ma al di là delle ricette, delle tabelle nutrizionali e dei consigli pratici, ciò che speriamo tu porti con te è un messaggio più profondo: l'alimentazione consapevole è la chiave per sbloccare il tuo pieno potenziale, sia atletico che personale. È la consapevolezza nel fare scelte alimentari, nel riconoscere e ascoltare i segnali del tuo corpo, e nell'equilibrare nutrizione, prestazione e piacere.

Non sottovalutare il potere del cibo: esso può essere il tuo più grande alleato o il tuo peggior nemico. La scelta è nelle tue mani, o meglio, nel tuo piatto.

Incoraggiamo ogni atleta, sia amatoriale che professionista, e chiunque desideri migliorare il proprio benessere attraverso l'alimentazione, a fare di queste conoscenze uno strumento di empowerment. L'educazione nutrizionale è un investimento in te stesso, un passo verso una vita più sana, più felice e più soddisfacente.

Ogni boccone è un'opportunità per nutrire il tuo corpo, migliorare le tue prestazioni e celebrare la vita.

Mentre chiudi questo libro, non pensare di aver raggiunto la fine del tuo viaggio. Al contrario, consideralo come il punto di partenza di una nuova avventura nell'universo dell'alimentazione sportiva, armato di conoscenze, ispirazione e una visione rinnovata di ciò che significa nutrirsi per eccellere.

Sii curioso, sperimenta con gioia, e non aver paura di personalizzare il tuo percorso alimentare in base alle tue uniche esigenze e desideri. Il mondo dell'alimentazione sportiva è vasto e ricco di possibilità, pronto per essere esplorato con entusiasmo e consapevolezza.

Inizia con un singolo passo, un singolo boccone, e guarda dove può portarti il tuo viaggio. Il futuro del benessere e della prestazione è luminoso, e tu ne sei il protagonista.

Ora, è il momento di vivere la tua avventura nutrizionale con coraggio, passione e un cuore aperto alle infinite possibilità che l'alimentazione consapevole ha da offrirti. Avanti verso il tuo futuro di benessere e prestazione, un pasto alla volta.